Cannabis terapéutico

LAURA TORRES

JAUME ROSSELLÓ

Redbook

© 2019, Redbook Ediciones, s. l., Barcelona

Diseño de cubierta: Regina Richling

Diseño de interior: Primo Tempo

ISBN: 978-84-9917-560-7

Depósito legal: B-9.127-2019

Impreso por Sagrafic, Passatge Carsi 6, 08025 Barcelona

Impreso en España - *Printed in Spain*

Índice

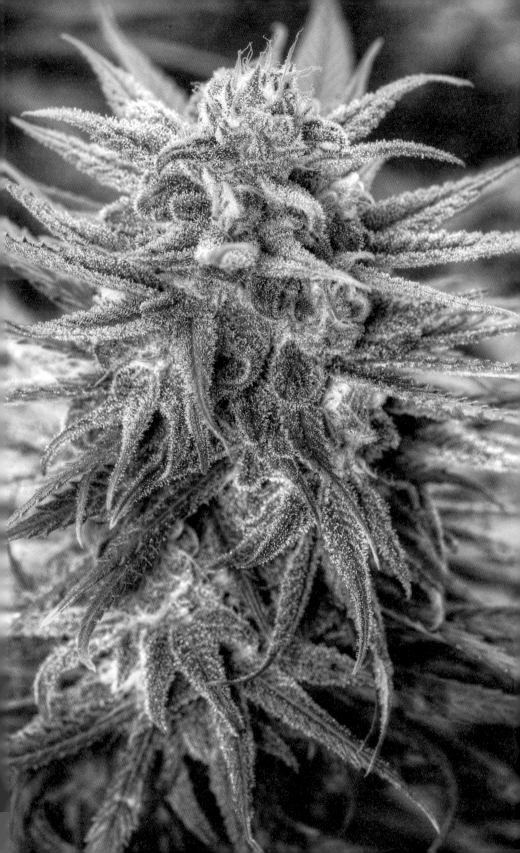

Introducción

El auge actual del cáñamo (*Cannabis sativa*) vive desde hace algunos años un sensacional renacimiento. Desde que el Estado de California legalizó el cannabis, y con la legalización posterior del cannabis medicinal en la mayoría de estados norteamericanos, cada vez son más los países, con mención especial para América Latina que normalizan o regularizan su utilización, bien sea como utilísima materia prima vegetal para la industria, o bien para usos medicinales o, incluso, recreativos. Países como Canadá, Israel, Holanda o Alemania, entre otros muchos, cuentan con programas de cannabis medicinales los que los pacientes pueden disponer tanto de productos farmacéuticos basados en cannabinoides, como de cannabis herbal. Incluso Naciones Unidas reconoció explícitamente en 2014 que los programas gubernamentales de cannabis medicinal son legítimos y no contravienen los Convenios Internacionales sobre drogas.

En España se dispone de *Sativex*, un espray de aplicación sublingual con una proporción 1 a 1 de THC/CBD. Su uso está restringido a la venta en farmacias hospitalarias y solo para pacientes con esclerosis múltiple que han fracasado en trata-

mientos previos. Excepcionalmente algunos pacientes con dolor crónico pueden obtener prescripciones de *Sativex*, si bien la decisión final depende de los Comités de Ética hospitalarios, sin criterios unificados al respecto. De todas formas, el cannabis y los productos derivados del cannabis se pueden emplear hoy en día sobre todo en caso de dolor crónico, inflamaciones crónicas, enfermedades neurológicas (esclerosis múltiple, paraplejia), o en caso de pérdida de apetito y de peso en enfermedades como el sida y el cáncer.

También se están empleando con éxito los productos derivados del cannabis en otras muchas enfermedades: para la inhibición de las náuseas en el caso de la quimioterapia contra el cáncer, sida y hepatitis, en determinadas epilepsias infantiles refractarias y en caso de glaucoma, asma, prurito, tics o depresiones.

Vamos a repasar brevemente las posibilidades que ofrece un tratamiento a base de cannabis y sus sustancias activas, así como los posibles riesgos. Incluimos además un resumen sobre el uso del cannabis a lo largo de la Historia, tanto como planta agrícola de primer orden, como para un uso más místico o festivo, con la clara diferenciación que hoy nos permite el conocimiento a fondo de los componentes fitoactivos de esta planta tan singular. Veremos cómo actúan los cannabinoides y los posibles campos terapéuticos, así como algunas recetas (con o sin sustancias psicoactivas) para quienes deseen prepararlo en la cocina.

Se dedica también un apartado a las semillas y su aceite, rico en ácidos grasos insaturados, como el ácido alfa-linolénico y el gamma-linolénico, beneficiosos para algunas enfermedades como la neurodermatitis, inflamación de las articulaciones o enfermedades cardiovasculares.

Tanto la mirada general, como las informaciones y consejos que presentamos, pretenden familiarizar a los principiantes con el empleo legal y saludable del cannabis y sus productos derivados. Esperamos que resulte provechoso para todo el mundo.

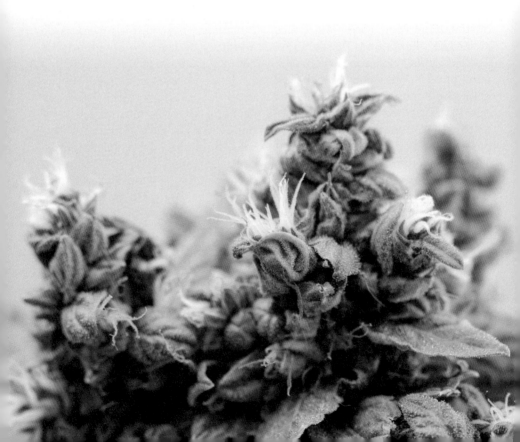

La planta

Cannabis, cáñamo, marihuana: la mirada botánica

Origen y hábitat

La marihuana es originaria de Persia y del norte de la India, aunque se ha naturalizado en Europa, en el norte de África y en las zonas cálidas y tropicales de América. La variedad occidental no difiere en gran cosa de la que se cultiva en la India o en otras zonas cálidas o tropicales, por lo que no se pueden considerar variedades distintas. La diferencia estriba en que los especímenes tropicales ejercen unos efectos mucho más intensos.

Existen dudas sobre el origen del término *cannabis*. Unos autores dicen que deriva del vocablo griego que se utiliza para denominar el agua estancada, debido a que es una planta que crece en lugares húmedos. Otros, sin embargo, indican que deriva del persa kan (caña) y ab (pequeño), y que significa «pequeña caña».

Los pueblos de Asia central utilizan la marihuana al menos desde hace más de 4.000 años, tanto en lo que se refiere a su uso como fibra textil como por sus propiedades recreativas.

En el *Rhaya*, un tratado chino de botánica del siglo XV antes de nuestra era, ya aparece citada. En la cultura occidental, Herodoto cita las propiedades embriagantes de esta planta, y en algunas tumbas del norte

> **Cannabis sativa var. indica L. (C. indica)**
> **Familia:** urticáceas / cannabináceas
>
> **Algunos nombres de la planta:**
> **Castellano:** cáñamo indio, marihuana.
> **Catalán:** canem indi, marihuana.
> **Vasco:** kalamo.
> **Gallego y portugués:** cánamo indio.
> **Francés:** chanvre indien.
> **Inglés:** Indian hemp, Indian cannabis, marijuana, gallow grass.
> **Holandés:** indische hennep.
> **Alemán:** Indischer Hanf.
> **Italiano:** canapa indiana

de Europa, datadas del siglo V a.C., se han encontrado semillas de cannabis empleadas en las ceremonias rituales; en la Edad Media fue ampliamente usada por los cruzados en los siglos VII y VIII, quienes la introdujeron definitivamente en Europa.

En los tratados clásicos de botánica medicinal, Dioscórides, en su "*De materia medica*", dice: «*El Cañamo es una planta muy util a la vida humana, para hazer d'ella cuerdas fortisimas.*

Produze las hojas semejantes a las del fresno, y de abominable olor: los tallos luengos, y vazios, y la simiente redonda: la qua! comida en gran quantidad: consume la esperma. El zumo de toda la yerva verde, instilado en los oydos que duelen, los sana».

Y Andrés de Laguna añade: *«Ansi el Cañamo salvage como el domestico, es muy conocido y vulgar: porque no solamente se hazen de su corteza torcida cuerdas, empero tambien se texen telas bastas, y gruessas, d'ella. Su simiente calienta, y desseca con tanto vigor y efficacia, que resuelve la virtud genital. De mas desto, digierese difficilmente, da pesadumbre al estomago, emborracha, engendra dolor de cabeza, y conviertese en malos humores».*

Características

Planta herbácea anual, dioica, que alcanza hasta 3 m de altura, cubierta de una pubescencia o vellosidad muy fina.

El **tallo** es erecto, algo ramoso, angular y de color verde brillante con pelillos de color gris verdoso. Los pies masculinos son menores que los femeninos.

Las **hojas** son alternas en los tallos superiores u opuestas en la base, con largos peciolos cimbreantes; digitadas o palmatisectas y escabrosas, con tres, cinco, siete o nueve folíolos (e incluso más, en las hojas inferiores) lineales-lanceolados cuyos bordes están agudamente dentados.

Las **flores** nacen en capítulos axilares; las masculinas son de color amarillo pálido, laxas y curvadas hacia el suelo; las femeninas (que nacen en pies diferentes) son erectas, simples y con hojas en su base, constituidas de una hoja simple con cinco nerviaciones, que envuelve el ovario.

El **fruto**, que conocemos con el nombre de cañamón, es un aquenio de 2-3,5 mm de diámetro, redondeado-ovado, brillante y de color grisáceo o pardo, discretamente aplanado, de sabor oleoso un poquito desagradable.

Parte utilizada. La planta se utiliza toda por completo; sin embargo ofrecen un particular interés, tanto recreativo como medicinal, las sumidades floridas femeninas.

Componentes principales

■ **Alcaloides:** cannabinol (fisiológicamente inactivo), cannabidiol, cannabol y delta-tetrahidrocannabinol (principios activos, especialmente este último), ácido cannabidiólico. Los alcaloides se concentran especialmente en el exudado resinoso, y su concentración es mayor en plantas crecidas en clima tropical.

■ **Aceite volátil** (0,1%-0,3%): terpenos y sesquiterpenos, como cannabeno, p-cymeno, mirceno, dipenteno, cariofileno.

■ **Ácidos:** ácidos cannabidiólico y transcinámico, dotados de propiedades antibióticas.

■ **Resina** (2%-20%), colina, trigonelina (0,04%), taninos, materias minerales

(12%-14 %). El fruto o cañamón contiene hasta un 30% de un aceite secante rico en glicéridos de los ácidos linoleico y linolénico; presentan también una globulina denominada edestina, inositol, fitosteroles, trigonelina y xilosa. Los principios activos se concentran especialmente en la resina que contienen las flores femeninas.

Con el nombre «charas» se denomina a la resina que se adhiere a los vestidos de los recolectores. Los términos «hashish» (o hachís) y «charas» sirven para denominar la resina desecada. El vocablo *asesino* deriva de los «hashishins», una secta de sanguinarios bandoleros persas que en sus rituales utilizaban la marihuana.

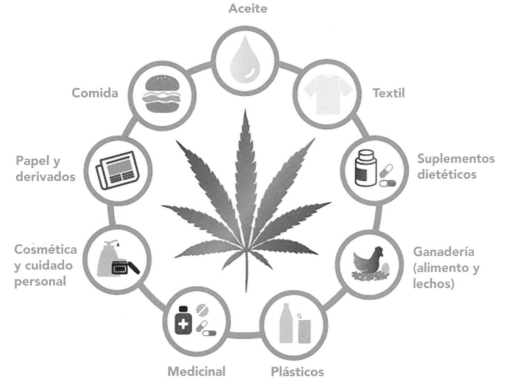

LOS MÚLTIPLES USOS DEL CANNABIS

El cannabis es una de las plantas más versátiles del planeta.

Se estima que se pueden obtener unos ¡50.000 usos comerciales! de la planta

En agricultura y horticultura

Su cultivo masivo en ciertas áreas del planeta, con una finalidad comercial, todavía más o menos legítima en estos momentos, así como el cultivo doméstico para consumo propio, hacen que sea una planta en clara expansión. El cannabis puede contribuir a la regeneración de amplias zonas desérticas, y de forma claramente ecológica. Es además un tipo de planta textil que, a diferencia de otras, como el algodón, no requiere la enorme cantidad de agua, pesticidas e insecticidas de este último.

En los países de origen existen numerosas denominaciones para la planta o sus subproductos. En el Indostán se denomina «bhang» y «ganja» a las sumidades florales; en Bengala, «siddhi», y en la zona de Bombay, «sabzi».

Algunas virtudes medicinales

Sus amplias virtudes medicinales se ven todavía muy mermadas por el hecho de ser una droga de consumo ilegal o semi legal en la mayoría de países del mundo. En los últimos años, el hallazgo farmacológico de sus componentes propicia una amplio campo de usos terapéuticos, como veremos a lo largo del libro. Vamos a resumir aquí algunos de ellos:

■ **Sistema nervioso:** el principal efecto medicinal de la marihuana es el sedante y antidepresivo, por lo que podría recomendarse su uso no habitual en caso de ansiedad, insomnio o depresión, indicaciones similares a las del opio. Su uso en otras afecciones psiquiátricas debe estar limitado a un estricto conocimiento de las propiedades de la droga, como veremos en el capítulo sobre los usos terapéuticos.

Las dosis discretas de marihuana pueden ejercer un efecto estimulante del sistema nervioso, al menos durante las primeras dos horas. Luego se suele dar un estado de sopor y somnolencia. El uso recreativo habitual de la marihuana está considerado una toxicomanía, si bien los fenómenos de abstinencia y de dependencia son más reducidos que en otras sustancias, como el opio, el alcohol o la cocaína.

■ **Oftalmología:** se ha observado que el uso de la marihuana puede reducir la presión intraocular, de ahí su uso en caso de glaucoma.

■ **Oncología:** en EE.UU. y otros países se acepta desde hace varios años su uso en el tratamiento de procesos dolorosos en caso de cáncer terminal y de sida. Por vía externa, se considera que el aceite de cannabis ejerce también un cierto efecto anticanceroso .

■ **Sexología:** es relajante, pero posee un discreto efecto anafrodisíaco, reduciendo la libido y el apetito sexual, aunque curiosamente se recomienda en caso de impotencia y disminución de la libido. Es probable que sea una simple cuestión de dosis (afrodisíaco a dosis pequeñas y efecto contrario en caso de dosis mayores).

■ **Enfermedades infecciosas:** aunque no se ha utilizado con tal fin, la marihuana ejerce un efecto antibiótico sobre los microbios Gram +. Por vía externa, se ha observado que puede potenciar el efecto de otros analgésicos.

■ **En dosis elevadas.** La administración de dosis elevadas de marihuana a personas sanas provoca estupor, confusión de ideas, dificultad en el habla, dilatación pupilar, imaginación exaltada y somnolencia después de un período inicial de excitación mental. Los ojos se enrojecen y se vuelven vidriosos.

La marihuana es una droga con muy baja toxicidad aguda y no se conocen casos de intoxicaciones graves en personas.

Los efectos de la crisis aguda pueden contrarrestarse en parte con ácidos vegetales, como el zumo de limón o con la ingestión de café.

■ **Preparaciones.** En estos momentos asistimos a un retorno a las farmacias del cannabis y sus derivados. Se trata todavía de una presencia bajo ciertas condiciones, porque la planta sigue sometida todavía al control de sustancias estupefacientes.

Las variedades de la planta: indica, sativa, e híbridos

¿En qué se diferencian?
Aunque hay incontables variedades de cannabis, hay unas categorías que es importante conocer: indica, sativa, y variedades híbridas. La mayoría de variedades de marihuana se puede agrupar en una de estas tres categorías, y cada una tiene un conjunto de propiedades.

Hay una manera de distinguir indica y sativa simplemente por su aspecto, si se anda buscando un sabor o efecto determinado. Las plantas que

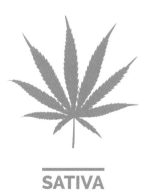

SATIVA

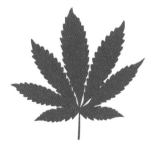

INDICA

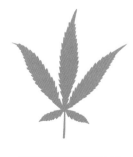

RUDERALIS

son puramente sativa crecen más altas, con hojas más estrechas y cogollos más pequeños.

■ En general, la **sativa** se origina en el sudeste asiático, algunas regiones de África, Indochina, y el noroeste de India; las plantas crecen mejor en climas húmedos y cálidos. La variedad sativa suele ser mejor para las personas que quieren mantenerse con energía, ya que el efecto se produce principalmente en el cerebro. La sativa se caracteriza por ser muy «mental». Puede tener efectos alucinógenos. Las variedades de sativa dan una sensación de optimismo y bienestar. A pesar de que las variedades de indica suelen tener más THC, actualmente hay sativas puras con concentraciones muy elevadas de THC. Las sativas suelen considerarse como más apropiadas para el consumo durante el día.

■ Por otra parte, la **indica** crece menos en altura, más en anchura, y tiene ho-

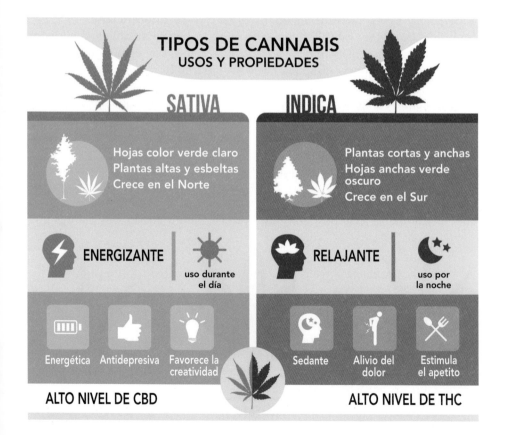

jas más grandes y anchas con cogollos más densos. Prosperan en climas más secos en el sur y centro de Asia, particularmente Pakistán, Afganistán, e India. Estas plantas también tienen matices rojizos y azulados si se exponen al frío, lo que puede ser otra manera de determinar la variedad.

Las variedades de indica poseen efectos más calmantes y sedantes, y provocan un efecto narcotizante sobre el organismo, así como una ligera sensación de bienestar físico. Dichas variedades, como decimos, ayudan sobre todo a relajarse y atenuar el estrés, y otorgan una sensación general de calma y serenidad. Se consumen preferentemente al final del día o en caso de insomnio.

Estas variedades son mejores para la creatividad. Según una encuesta realizada en Leafly.com, en la que los usuarios valoraban una variedad indica llamada "Bubba Kush" y una variedad sativa llamada "Sour Diesel", los que consumieron Bubba Kush se sintieron relajados, felices, y somnolientos, mientras que los que consumieron Sour Diesel se sintieron felices, eufóricos, e inspirados.

Bajo las mismas condiciones de crecimiento, las plantas indicas se desarrollan más rápidamente que las sativas.

La composición en terpenos sí que indica posibles diferencias entre los efectos de las variedades de indica y sativa. En un análisis químico, por ejemplo, en la variedad indica *White Widow* se detectó una concentración el doble de grande en alfa-pineno que en la variedad *Amnesia*. El alfa-pineno podría ser el responsable de que el THC no altere tanto la memoria a corto plazo en las variedades de sativa, ya que este terpeno contrarresta los efectos del THC.

En cambio, como su nombre indica, esta última provoca mayor amnesia. Además, la especie indica contiene mucho más mirceno que la sativa. Este terpeno es conocido por sus efectos sedantes, una propiedad característica de la indica.

En la variedad de sativa hay una concentración notablemente mayor de beta-cariofileno, del cannabinoide CBC (cannabicromeno) y, sobre todo, de CBG (cannabigerol). Por el contrario, la variedad *White Widow* presenta una concentración significativamente mayor de mirceno y alfa-pineno; además, también contiene algunos terpenos que no se encuentran en la *Amnesia*, como el guaiol, beta-eudesmol, gamma-eudesmol y el alfa-bisabolol.

En uso terapéutico

Para fines médicos, ambas variedades pueden ser útiles. Para la fatiga o la depresión, las variedades sativa son más populares. También puede ser útil para trastornos de estado de ánimo, o trastornos de déficit de atención. Una variedad más relajante de indica puede ser mejor para el dolor o el insomnio.

En cuanto al contenido de THC y CBD, una respuesta simplificada es que las variedades indica tienen un radio de THC mayor al CBD, y en las sativa hay un radio mayor de CBD en cuanto al THC.

Esta explicación está basada en una teoría de *LeafScience.com*, que sugiere que las plantas con un nivel más elevado de THC tienen genes que codifican la enzima THCA sintasa. Esta enzima provoca una reacción química que crea THCA, que se convertirá en THC cuando se exponga al calor. Las plantas con esta cualidad son normalmente indica. Aun así, es solo una teoría. No es exactamente tan simple. A la hora de la verdad, cualquier forma de cannabis que se fume contiene altos niveles de THC.

Lo que causa la variación de efectos entre variedades indica, sativa, o híbridos, depende mucho en los tipos de terpenos (aceites fragantes que se encuentran en muchas plantas y hierbas medicinales, incluido el cannabis) que tengan y en la concentración de los mismos.

Los híbridos son, naturalmente, una combinación de las dos variedades. En otras palabras, los híbridos pueden mostrar una predominancia de una de las variedades, ya sea indica o sativa, o ser una mezcla equilibrada de las dos. Cuando los cultivadores mezclan genéticas de diferentes regiones, nace un nuevo híbrido. Estos pueden ser especialmente útiles para los que buscan obtener unos beneficios específicos, como un efecto de creatividad pero con una relajación del cuerpo que alivie el dolor.

Variedades de marihuana

Cultivar o «criar» (entendido como mezclar diferentes variedades para crear nuevas) cannabis no es una idea nueva, ya que los humanos comenzaron a cambiar la planta según cambiaban sus necesidades, pero la popularidad de crear cannabis personalizado ha aumentado exponencialmente en la era moderna por varias razones.

Desde la prohibición de la marihuana, cultivar cannabis para que floreciese antes, con mayor potencia, y mayor rendimiento se convirtió en el objetivo principal. Esto era clave para poder vender marihuana en el mercado negro. Con el paso del tiempo, la industria del cannabis recreacional ha florecido y los cultivadores han tomado la ventaja de las nuevas tecnologías para innovar.

La planta y los usos

Recuerdo histórico

Se considera que la planta del cannabis es nativa del Asia Central, y se hizo presente en todas aquellas culturas, y más a Oriente. Desde aquellas tierras, considerarse siempre como un lugar de paso, intermedio entre el Mediterráneo y Oriente, favoreció en gran medida la expansión de su cultivo y consumo en las latitudes más dispares.

Los pueblos primitivos también utilizaban la planta en sus ritos sagrados, además de como alimento (semillas), vestimenta o utensilios (fibras). Y los chamanes lo utilizaban como vehículo de comunicación entre el mundo terrenal y el más allá, incluso era capaz de realizar un viaje en el tiempo y conocer el futuro.

Desde los orígenes

Como sustancia psicoactiva o «enteógeno» se utilizaba en la búsqueda ritual de la visión, una costumbre muy extendida en Asia; el candidato busca el autoconocimiento y la iniciación a través de un poder espiritual en retiros, practicando el ayuno y el rezo como método para la purificación. El resultado será la visión extática que le muestre el camino vital a seguir.

El cannabis se ha llegado a relacionar con el misterioso «soma» de los Vedas, o incluso con el *kykeon* de los rituales en Delfos, en la Grecia Antigua. Más adelante veremos los argumentos a favor del cannabis y el soma, que hoy los estudiosos asocian más bien a un brebaje protagonizado por el hongo *Amanita muscaria*. En cambio, la sustancia délfica más bien tendría que ver con el efecto alucinógeno del cornezuelo del centeno.

Sea como fuere, el cannabis ha mantenido una destacada presencia en todo tipo de tradiciones religiosas e incluso prácticas de meditación. Desde revelaciones de un zarzal al profeta Moisés hasta algunas celebraciones yóguicas de nuestros días, como la práctica ritual asiática de caminar sobre el fuego.

La utilización de las fibras de cáñamo para confeccionar vestimenta, cuerdas, calzado, recipientes y un largo etcétera, fue una práctica común al desarrollo cultural de las primeras civilizaciones. Su cultivo se confirma en restos arqueológicos del Neolítico (China), hasta llegar a las costas del Mediterráneo.

En China y Oriente Medio

El primer uso medicinal del cáñamo del que se tiene noticia se remonta más o menos al año 2300 a.C., cuando el legendario emperador chino Shen Nung prescribía *chu-ma* (cáñamo hembra) para tratar el estreñimiento, la gota, el beri beri, la malaria, el reumatismo y los problemas menstruales. Shen Nung clasificó al *chu-ma* corno uno de los Elíxires Superiores de la Inmortalidad. Los herbolarios chinos recomendaron huo ma ren («hojas de cáñamo de fuego») en dosis de 9 a 15 gramos, y hasta 45 gramos, para alimentar el yin (o principio femenino) en los casos de estreñirniento de las personas mayores, «deficiencia en la sangre» y recuperación de enfermedades febriles.

■ **Las semillas**. En la medicina china, a las semillas de cáñamo se les considera «dulces» y «neutras», se cree que «eliminan el calor» y que operan a través de los canales estomacales, el intestino grueso y el hígado.

El desarrollo del cultivo del cáñamo en China fue espectacular. En las primeras dinastías se desarrolló el cul-

tivo de moreras, un árbol que servía para alimentar a los gusanos de seda, fibra delicadísima que debidamente hilada ofrecía tejidos de una calidad y belleza incomparables. Al ser su precio muy elevado, ese tejido era inalcanzable para el común de sus habitantes. Y fue el tejido de cáñamo el que vistió al grueso de la población; todavía hoy en día forma parte del ritual de amortajamiento de sus muertos: el cáñamo es su último vestido.

Por estas y por otras cuestiones, como la inmejorable calidad de las cuerdas para confeccionar arcos, mucho más resistentes y capaces de alcanzar mayor distancia, los emperadores chinos reservaron las mejores tierras del imperio para el cultivo del cáñamo.

En China, el aceite de cáñamo mezclado con extractos de hierbas se vende mucho corno laxante.

Mientras tanto, el cáñamo también se había extendido por los fértiles valles del suroeste de Asia. En Mesopotamia se suceden los sumerios, caldeos, asirios y babilonios. El rey (y mago) Atrahasis utilizaría esta planta para comunicar con el Ser Supremo, el dios Enki (uno de los que formaban la divina trinidad babilónica).

Babilonia creció y se impuso a la cultura sumeria, de ella se hizo heredera de sus saberes terapéuticos y medicinales donde el cannabis tenía un puesto relevante. Hace casi 3.000 años, en la cultura asiria se utilizaba el cáñamo en abundancia, eran habituales los

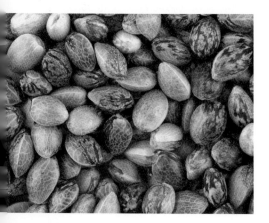

pediluvios y maniluvios realizados con extractos de la planta como terapia.

También se preparaba una cerveza a base de sus semillas (cañamones sin efecto psicoactivo), que era galactógena (favorecedora de la lactancia materna) y tenía la virtud de aliviar las menstruaciones dolorosas.

En la India

La literatura de las antiguas civilizaciones de la India es hoy la principal fuente documental para el estudio de su historia, religión y costumbres. Esta producción literaria nace durante el periodo védico (1500 al 600 a.C.), llegando hasta el llamado periodo brahmánico (600 al 300 a.C.).

En el *Rig Veda*, primero de los escritos sánscritos que vio la luz hacia el final del periodo védico, se habla de exorcismos, fórmulas mágicas y aparecen innumerables oraciones con las que se pretende continuamente el favor de los dioses. Allí se habla de una extraña bebida llamada soma.

En el *Sama Veda*, un libro de cantos y oraciones, el protagonista es el soma. ¿Fue el soma de los Vedas el bhang cannábico? No se sabe con certeza, pero sí se sabe que en aquellas culturas se empleaba la planta con profusión, tanto en la religión como para usos terapéuticos.

En el cuarto libro de los Vedas (*Atharva Veda*), también aparece una bebida milagrosa y ritual llamada soma, que hoy se la identifica con el bhang, un preparado ritual a base de

cannabis. Además del uso religioso que a ella se le daba, también se le atribuían la curación de la disentería, ciertos efectos positivos para la creación mental, propiedades apiréticas (control de la temperatura corporal), cualidades ansiolíticas y otras. Incluso al dios Shiva se le conocía como señor –y gran consumidor– del bhang.

Tanto en la medicina ayurvédica de la India, corno en el sistema árabe *unani tibbi*, se utiliza el cáñamo en curaciones, en lo general mezclándolo con otras sustancias vegetales o minerales que neutralizan sus efectos narcóticos y realzan su potencial terapéutico. En el tratado *Anandakanda* del siglo X se describen cincuenta preparaciones de bhang para curaciones, para el rejuvenecimiento, y como afrodisiaco.

■ **Como remedio.** En escritos de tradición brahmánica aparecen multitud de remedios en los que la planta aparece como protagonista, desde la erradicación de la caspa hasta enfermedades tan graves como las venéreas y la tuberculosis. El uso de estos preparados se perdió en la noche de los tiempos, y en parte a causa de las diversas restricciones que históricamente se han aplicado a su cultivo y consumo.

En las religiones de la antigüedad era habitual utilizar ciertas drogas para permitir a las personas superar su animalidad. Su uso se convirtió en algo puramente simbólico, como su-

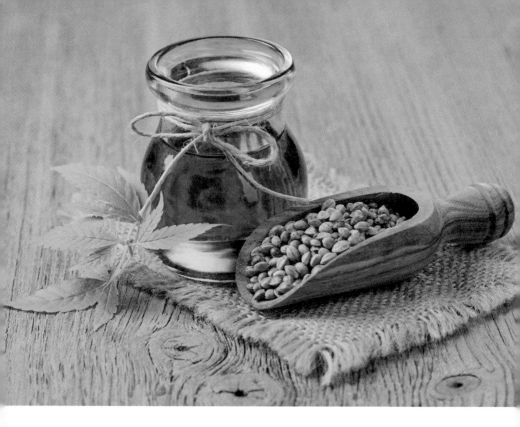

cede con el vino en el ritual cristiano. En India fue probablemente el bhang, una bebida confeccionada con el cáñamo indio, la que reemplazó al soma, la bebida sagrada de los Vedas.

■ **El bhang.** Esta bebida ha llegado hasta nuestros días y tiene una importancia destacada en el desarrollo de las percepciones de los yoguis y sus visiones místicas. Son experiencias trascendentes que les permiten entrar en contacto con entidades sutiles, así como desarrollar ciertas facultades. Todo forma parte de un acercamiento a lo sobrenatural con el objetivo, en definitiva, de ampliar nuestras posibilidades de percepción y conocimiento.

En la ceremonia del bhang se convocan a los seguidores, que machacan la hoja entre dos piedras y luego la remojan con agua en abundancia, que permite extraer su sustancia. Se mezcla una porción de hojas, machacadas con leche de almendras.

La bebida se toma en un ceremonial estricto y respetuoso donde los participantes acuden después de un baño y con ropa limpia. Pasado un tiempo, el espíritu del bhang acude al ágape; los participantes entran en estado de euforia y percepciones alucinantes. Les sigue una fase de somnolencia, durante la cual se perciben visiones celestiales y el túnel de luz. Un pasillo luminoso que se cree similar al percibido en el momento de la muerte. El creyente acaba sumido en un estado de paz y contentamiento.

Los médicos ayurvédicos de la India usan bhang para tratar decenas de enfermedades como la diarrea, la epilepsia, el delirio y la locura, los cólicos, reumatismo, gastritis, anorexia, fístulas, náuseas, ictericia, bronquitis, fiebre, afecciones del hígado, diabetes, catarro, anemia, dolores menstruales, tuberculosis, elefantiasis, asma, a gota, estreñimiento...

■ **Yoguis.** Algunos yoguis perciben la estructura del Cosmos y el esplendor de los mundos celestiales tras consumir grandes dosis de bhang. Sin embargo, los mismos yoguis desaconsejan la costumbre de fumar cáñamo, y mucho más aún cuando se realizan otras actividades. Los yoguis, y otros grupos en los que la planta del cannabis cobra especial protagonismo, consideran igualmente erróneos tanto su prohibición como su uso irracional, consecuencia por la que provocan el enfurecimiento de las divinidades.

Japón

En la tradición japonesa también aparece el uso del cannabis, probablemente a imitación de las costumbres chinas. El cáñamo se entregaba a las novias en el momento de la unión matrimonial como signo de pureza, mientras que en los sahumerios de sus templos sintoístas se quemaban sus flores pulverizadas junto a otras hierbas y especias. Una costumbre asociada a su idea de pureza, ya que así lo que se pretendía era espantar a los malos espíritus del recinto sagrado.

El *gohei* japonés era una vara de cáñamo, instrumento que a modo de varita mágica sostenía el monje sintoísta para ahuyentar a los demonios.

Persia en el Mediterráneo

Al este del Mediterráneo brillaba por aquel tiempo la civilización irania de los persas. Zoroastro y su obra, el *Zend Avesta*, se extienden por diversos pueblos durante todo el tiempo de la hegemonía persa. Las doctrinas de Zoroastro separaba claramente las fuerzas del bien de las del mal. El bien venía representado por el dios Ormuz o Aura Mazda, el dios del mal era Ahriman. Obviamente, el mensaje de redención con obligado apostolado le llegó a Zoroastro a través de las revelaciones que le haría el dios Ormuz. El mensaje principal es que en todas nuestras almas habitan el bien y el mal conjuntamente, una lucha constante en la que es el propio ser humano el que decide que bando tomar. Resaltaba, en que al final de los tiempos, los malvados aparentarán ser personas de incuestionable rectitud mientras que los buenos serán perseguidos. Una buena parte de su doctrina impregnará la religión mitraica, la cristiana y hasta la islámica.

El libro sagrado del zoroastrismo es el llamado Zend Avesta. Un libro que incluye invocaciones, enseñanzas y salmodias entre las que se puede encontrar el uso sagrado que se le daba a la planta del cáñamo. El cannabis era utilizado por la casta sacerdotal para los usos litúrgicos, mientras que los creyentes lo utilizaban en usos cotidianos, alimentarios y medicinales.

El cáñamo aparece asimismo en los textos sagrados del Antiguo Testamento.

Roma

En tiempos del Imperio Romano, el cultivo del cáñamo ya llevaba largo tiempo extendido a lo largo de las orillas del mar Mediterráneo. En Grecia se utilizaba su fibra con mucha profusión. El uso farmacológico de sus sumidades florales no llegó, hasta que el célebre Pedacius Dioscórides lo incluyó en su *Materia Médica*, un repertorio de plantas medicinales (s. I d.C.). Ya allí se habla del *Kannabis emeros* (cáña-

mo hembra): «la semilla redonda, una vez comida, debe aplacar los genitales, pero exprimida cuando está verde es buena para los dolores de oídos... Las raíces empapadas, y así aplicadas, mitigan las inflamaciones, disuelven los edemas y dispersan la materia endurecida».

Las dimensiones geográficas y organización administrativa de Roma superaban todo grado de civilización antes conocido y las fuentes históricas romanas están repletas de alusiones al cáñamo. El historiador Plinio el Viejo describió con todo detalle la planta y sus usos en su magna obra *Natura Historiarum*, pero ya se conocían las propiedades del cáñamo desde mucho antes. Sus eternos enemigos car-

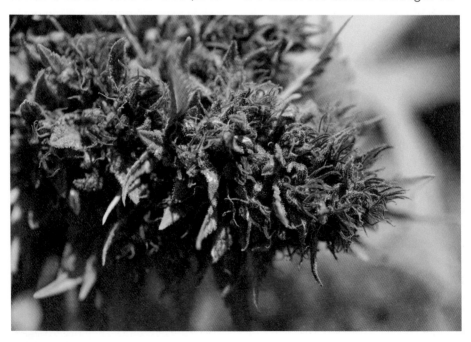

tagineses, que controlaban su cultivo y manufactura en África, lo hicieron llegar a Roma.

Su consumo se hizo popular en los banquetes más excelsos y los artistas y creadores de la época no dudaron en dejarse llevar por sus efectos, como describe el escritor Ovidio en su obra *La Metamorfosis*.

■ **Al norte de Europa.** Por aquel tiempo, el cáñamo era también una planta de uso habitual en el norte de Europa. En 1896 se encontró una urna funeraria del siglo V a.c. en Wilmersdorff (Alemania), que contenía semillas y restos de hojas de la planta del cáñamo. Se considera que la planta estaba incluida como acompañante en el receptáculo del viaje postrer.

Monoteísmo y prohibición

Si profundizamos en las raíces filológicas de la palabra cáñamo, las diversas lenguas antiguas tienen un origen común, *kannabis* (griego), *kanbun* (caldeo), *kannab* (árabe), *cana* (sánscrito) o *qunnabu* (asirio).

La invención del papel en el siglo I de nuestra era, corrió a cargo de un chino llamado Ts'ai Lun, o por lo menos eso es lo que cuenta la historia. Sufrió mucho por imponer su invento, hasta ese momento se escribía solo sobre seda o tablillas de madera y arcilla, unos soportes caros, o incómodos y pesados.

El papel llegó a occidente en el siglo IX a través del Islam. Pero,

¿como se tomó el profeta Mahoma y los creyentes de la religión islámica la presencia de esta planta? A los preocupados por el reino celeste les vino muy bien, mientras que a los preocupados por el gobierno y acopio de lo material, lo veían como una amenaza.

El Islam

En el siglo VII nace una nueva religión monoteísta que se extiende rápidamente por Oriente Próximo y África, en especial en regiones donde el cultivo del cáñamo era costumbre ancestral. El Islam se extendería del Atlántico al Pacífico en menos de cien años.

■ **Los sufíes.** En el Corán, otro libro sagrado, no se hace especial indicación a la planta, pero sí aparece entre los místicos sufíes. Al igual en sus célebres danzas extáticas, relacionaban el consumo del cannabis (ingerido, nunca fumado) en su comunión con lo divino. El sufismo aunaba las nuevas doctrinas musulmanas a las que cabía añadir la herencia de las creencias del medio oriente, como el zoroastrismo. A ello se sumaba una vida ascética y en absoluta pobreza. El poeta Mamad Ibn Rustum al-Isirdi (1222-1258) diría: *«El hachís es el secreto con que el espíritu se eleva hacia los más sublimes lugares, una ascensión celestial de un espíritu libre de ataduras corporales y mundanas.»*

Los danzarines giróvagos sufíes bailan bajo los efectos del cannabis, sustancia que les ayuda a soportar las

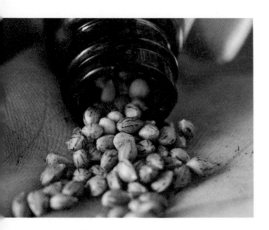

largas horas previas de ayuno, oración y meditación. El cannabis era una planta que utilizaban en sus purificaciones y rituales, pero fue perseguido por el islamismo oficial defendido por el califa. Fue catalogado igual que el alcohol, y se le aplicaría todo lo que sobre este se dice en el Corán.

Al árabe se traducirían todos los libros antiguos; destaca el volumen llamado *Agricultura Nabatea*, obra escrita en arameo y traducida en el siglo X por Abu Bakr Wahsiyya y en la que se incluyen las utilidades del cáñamo, su cultivo y los preparados que se pueden obtener. Los árabes conocieron su farmacopea y su uso como droga recreativa a través de los botánicos y médicos griegos y su comercio les llegaba desde la India a través de la Ruta de las Especias. La traducción al árabe de autores como Dioscórides o Galeno harán conocedores de sus propiedades a las élites.

En el año 1253, el sultán de Egipto Naim el-Din Ayyub, ordena la siega y quema de las plantas de cáñamo que tradicionalmente se cultivaban en un jardín de la ciudad de El Cairo llamado Kafur. Tanta era la demanda, que los campesinos de los alrededores, al conocer que la ley solo era de aplicación en la ciudad, decidieron plantarla en sus campos para hacer un jugoso negocio.

La época moderna

El médico sefardita García da Orta (1501-1568) entró al servicio de la corona y partió hacia las Indias Orientales en calidad de médico del Virrey de las colonias. Y conoció bien las costumbres y conocimientos en aquellas culturas.

Observó que allí, la planta del cáñamo no solo se empleaba para algunas manufacturas, sino que también se consumía. Escribió sobre ello un completo tratado en el que se describían las variedades y usos, haciendo mención de la famosa bebida (el bhang) hecha a base de cannabis. En 1563 la Inquisición mandó quemar el libro (*Coloquios dos simples e drogas e causas medicinais da India*) y acusó a García de Orta de judaizar. Tras su defunción, el proceso contra García de Orta continuó, sus restos fueron desenterrados y quemados en la hoguera en un postrer acto de fe inquisitorial.

Afortunadamente, su tratado ya había sido traducido tanto al latín como a las diversas lenguas modernas de la época, y extractos de su obra fueron adaptados a nuevos tratados de botánica y farmacopea.

Aún no siendo una planta originaria de África, el cannabis se expandió por toda ella a través de la influencia egipcia y árabe con posterioridad.

No mucho después de 1607, los primeros colonos ingleses en formar una colonia estable en Norteamérica fueron obligados a cultivar cáñamo con el que suplir la industria británica. La orden fue extendiéndose según se fundaban nuevas ciudades, aunque no siempre era del agrado de los nuevos colonos, porque el tabaco y otro tipo de cultivos les eran mucho más rentables.

Las tiranteces entre la metrópoli y las colonias fueron aumentando, la producción de cáñamo no era suficiente para la exportación, el consumo interno aumentaba y la tensión subió más aún cuando se inició un boicot a los productos manufacturados que se obligaba a importar desde Inglaterra. La producción de manufacturas por parte de los colonos era un negocio que no iban a dejar pasar y buena parte de esta situación fue la que desembocaría en la declaración de independencia norteamericana de 1776.

En el siglo XIX

Las primeras prohibiciones promulgadas por un estado contemporáneo se aplican en Egipto en el año 1868. En aquel tiempo, Egipto formaba parte del Imperio Otomano y las autoridades turcas argüían que el consumo del cannabis promovía un comportamiento irrespetuoso ante la autoridad del sultán e incluso hasta contra su propia figura. Se llegó a aplicar la pena de muerte para aquel que la poseyera así como su cultivo e importación.

Durante el siglo XIX, la explotación del cáñamo para manufacturas industriales languidece. En los EE.UU., la abolición de la esclavitud provoca que se abandone el cultivo del cáñamo. Los métodos de su cultivo eran duros y con procesos de elaboración muy rudimentarios, y no era fácil obtener mano de obra dispuesta a ello, a no ser que fueran trabajadores sometidos por fuerza.

Pero no mermó la farmacopea de las sustancias derivadas del cannnabis. Los estudios que sobre la planta se realizan son numerosísimos, llegando a ser sus preparados los más dispensados para muy diversas dolencias.

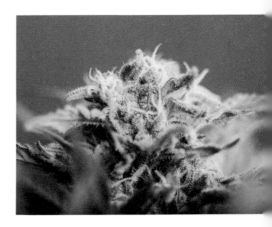

■ **Tolerancia inversa.** Por aquellas fechas, el escritor norteamericano Fitz Hugh Ludlow (1836-1870), publica el libro *Los comedores de Hachís*. En el libro describe experiencias y situaciones muy interesantes, dando a conocer la impredecibilidad de los efectos en personas de similares características físicas, o los predecibles efectos eufóricos en personas muy nerviosas y temperamentales. Habla también del fenómeno conocido como tolerancia inversa, que consiste en que, al contrario que sucede con otras sustancias, el hábito de consumir cannabis conduce a que cada vez sea necesaria menor cantidad o dosis más pequeñas, siendo los efectos los mismos. Y señalaba que no era saludable abusar de su consumo.

En España se volvían a conocer los preparados derivados del cannabis, no solo por la experiencia de indianos y los estudios que sobre ella llegaban desde Francia sino de una manera más burda. La expansión española en el norte de África comienza a partir de las ciudadelas que históricamente se vieron sujetas a soberanía española. Militares, comerciantes y personal civil de la administración colonial, entrarán en contacto con las costumbres marroquíes, en cuyo legado de tradiciones el cannabis ocupaba un notable lugar entre los remedios para diversas dolencias y la manufactura de utensilios cotidianos. En Marruecos también era muy común el uso de la planta con fines recreativos.

El cultivo del cáñamo y sus usos terapéuticos, creativos y lúdicos se extienden por todo el orbe durante el siglo XIX. La mejora de las comunicaciones y los movimientos migratorios hacen que su conocimiento y uso se generalice. Por aquel entonces, el conocido sastre judío Levi Strauss iniciaba la fabricación de sus conocidísimos pantalones, que estaban confeccionados con una tela gruesa y resistente tejida con cáñamo.

El siglo termina con una cantidad ingente de productos farmacéuticos y de otra índole realizados a partir de la planta. Productos tan curiosos como caramelos de hachís, los cigarrillos balsámicos antiespasmódicos o un licor de hachís elaborado en Valencia.

El siglo XX
El pasado siglo comienza con una expansión del uso e interés por la planta, buen ejemplo de ello siguen siendo el mundo artístico y creativo. Por todas partes, los escritores encuentran en los efectos psicoactivos del cannabis una fuente impredecible de aportes a su creatividad. Son buenos ejemplos Arthur Conan Doyle, el creador del popular investigador Sherlock Holmes, pasando por el iberoamericano Horacio Quiroga o el español Valle Inclán.

En los EE.UU. se inicia un movimiento musical llamado jazz en las que el cannabis es la sustancia que acompaña habitualmente a los músicos.

En el universo anglosajón, también lo incluyen otros movimientos culturales como los círculos ocultistas y espiritistas, tanto en su ritual como en la búsqueda de determinados estados de consciencia y hasta en toda clase de rituales, a cual más extravagante. Es el momento del satánico y estrafalario Aleister Crowley, o de la fundadora de la Sociedad Teosófica, Elena Petrovna Blavatsky.

La primera mitad del siglo XX está caracterizada por aspectos bien contradictorios. La desacreditación del cannabis como sustancia lúdica y estupefaciente llevó a su descrédito como medicamento. A ello contribuyó el forzado desarrollo de los medicamentos sintéticos –como la aspirina, el hidrato de cloral, el bromural, los barbitúricos y los opiáceos–, que desplazaron a los productos naturales.

La composición de los extractos de cannabis era muy variable, de tal manera que no se conocía bien la dosis de los componentes activos ni se podía prever siempre la intensidad de los efectos. Asimismo, las reacciones que provocaba el medicamento en los distintos pacientes eran muy diferentes. Además, cuando se tomaba por vía oral, se debía esperar una hora o más hasta que aparecían los primeros efectos.

El cannabis, a diferencia de la morfina, no era hidrosoluble; por lo tanto, por aquel entonces no se podía administrar en inyecciones.

En 1925 se dio cabida al cannabis en el Primer Convenio Internacional

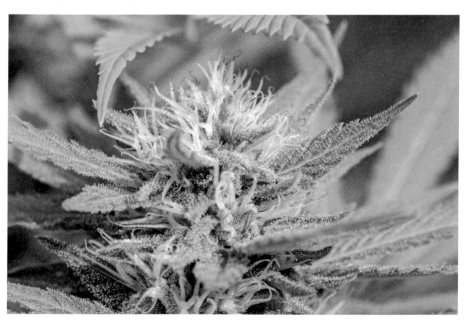

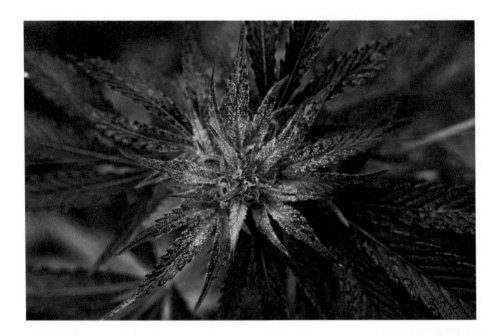

sobre restricción en el empleo y tráfico de opio, morfina, cocaína y sus sales (La Haya, 23 de enero de 1912), que en un principio comprendía el opio, la morfina, la heroína y la cocaína. Desde entonces, desde el punto de vista legal, se han equiparado esas sustancias al cannabis.

¿Por qué la prohibición?

En la década de 1930, hubo un brote de histeria en EE. UU. entre los detractores del cannabis. Según estos, se habían dado casos de muerte provocada por el cannabis, y su consumo llevaba a la locura. Los periódicos se superaban a sí mismos publicando historias de terror. En el Federal Narcotics Bureau (precursor de la DEA), su presidente, Harry J.

Anslinger, que buscaba un nuevo campo de acción después de la abolición de la "ley seca", contribuyeron considerablemente a potenciar el fenómeno llamado *Reefer Madnes* («La demencia de los porros»).

El mismo Anslinger escribió en 1937 un artículo para *American Magazine* con el título "*Marihuana, asesina de la juventud*". Pronto se asociaron al hachís conceptos como pasión, fanatismo, anarquía y violencia. Pero de todas formas siguió habiendo voces sensatas.

Las causas que llevaron a que la planta fuera progresivamente marginada, para llegar finalmente a la prohibición de su cultivo y consumo, fueron diversas. El gobierno estadounidense sería, en términos absolutos, el causante que ha propiciado que a lo largo del siglo XX se haya llegado a esta situación.

Las causas reales no siempre han sido la erradicación de un problema social. El negocio legal del opio, que se hallaba en manos de los británicos a comienzos de siglo, fue interferido por los EE.UU. debido a diversos intereses, como el de arrebatar al Reino Unido un suculento negocio y convencer al débil gobierno chino de lo conveniente de un nuevo fármaco, la morfina, capaz de liberar al pueblo chino de su adicción al opio. Además de contentar a la propia opinión pública norteamericana, que no aceptaba la competencia de la mano de obra importada de china y menos aún sus costumbres.

El opio pasó a la clandestinidad y cayó en las manos de la mafia organizada. La industria farmacéutica incrementó sus ventas de la sintética morfina y también aparecieron otras drogas como la heroína, el estupefaciente convertido en un auténtico flagelo que obviamente también se encargó de distribuir la delincuencia organizada.

■ **Méjico y Hearst.** Se dieron otros casos muy llamativos, como la aversión a los trabajadores mejicanos en los estados meridionales de los EE.UU., eran más baratos y dóciles, y además fumaban marihuana y las revoluciones mejicanas tocaban de pleno los intereses gringos del país vecino. Incluso

el magnate periodístico William Randolph Hearst (1863-1951), en cuyas manos se hallaba el negocio de la pulpa de la madera para la producción de papel, vio que el papel obtenido del cáñamo le perjudicaba enormemente. Y también quería vengarse de la confiscación de sus tierras por el revolucionario mejicano Pancho Villa. Lo haría en una inagotable campaña en todos los medios contra lo mejicano y la llamada marijuana.

La paranoia de los gobernantes estadounidenses por eliminar cualquier sustancia que se considerara como «droga» llevó a la promulgación de la Ley Seca en 1919, (no se derogaría hasta 1933). El consumo de alcohol era infinitamente superior al de otras drogas, pero estas circunstancias llevaron a que todas las demás fueran cayendo en la ilegalidad o como poco en su estricto control por la recién creada DEA (el departamento estatal de control del narcotráfico).

Mientras todo esto sucedía, España se hallaba sometida al gobierno del general Primo de Rivera. En 1927 se celebraba en Valencia un insólito Congreso Nacional sobre el Cáñamo en el que se defendieron todas sus virtudes y se mostraron los peligros que le acechaban. Con todo, España, así como otros países en contacto con África y Oriente, como lo era Grecia, se le sumó, al cultivo del cáñamo para los usos tradicionales e industriales, el consumo de sus sumidades florales con fines recreativos.

Mr. Aslinger y La Marijuana Tax Act

El encuentro entre el señor Aslinger y la marijuana Tax Act no fue casual. El primero era un asiduo colaborador del gobierno estadounidense, que medró a través de la Oficina federal de narcóticos, más conocida por sus siglas FBN (oficina que controló la aplicación de la desastrosa Ley Seca). La segunda fue el primer paso para la prohibición de la planta en los EE.UU., normativa que no tardaría en exportar sus principios a otros países.

¿Pero que fue lo que determinó su relación y la consecuente prohibición? Existían una serie de condicionantes que permanecían latentes en la sociedad norteamericana. Su fundamento religioso filosófico descansa sobre capitalismo desaforado y el llamado materialismo científico. Los vicios y el ocio no son tolerados mientras que el trabajo y la prosperidad material ilimitada sean los únicos objetivos válidos para las personas que conforman la sociedad. El consumo de la marihuana no era admisible.

Por otro lado, en los años treinta se observa un crecimiento importante, acompañado de innumerables mejoras en el cultivo del cáñamo para usos tradicionales e industriales. Ciertas compañías multinacionales, con intereses económicos muy concretos, estaban interesadas en que el cultivo del cáñamo desapareciese. Marijuana y cáñamo eran indisociables, una haría caer la otra.

La relación entre el principal promotor de la prohibición, Harry Aslinger, y el capital interesado en la ilegalización del cultivo de la planta le llegaba a través del secretario del tesoro, el señor Andrew Mellon. Mellon era un banquero que casualmente tenía intereses financieros en la empresa multinacional Du Pont y que a la vez era tío de la esposa de Aslinger. Las presiones fueron constantes, ya que la firma Du Pont tenía grandes intereses en desarrollar una serie de tejidos sintéticos que sustituirían a los del cáñamo, así como otros negocios relacionados con la celulosa de la madera a la que obviamente se oponían las ingentes cosechas de cáñamo en aquellos últimos años.

Aslinger comenzó una campaña de desprestigio en todos los medios de comunicación que pudo. Informes inexactos, artículos partidistas y noticias escabrosas que condujeron en 1937, a respaldar la conveniencia de la aprobación de la Marijuana Tax Act. Las objeciones presentadas por la Asociación Médica America-

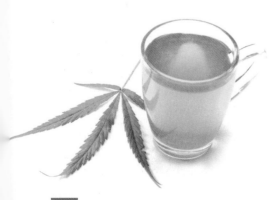

na fueron desoídas, así como la de numerosos especialistas e investigadores. Entre ellas las protestas de la Asociación Nacional de Farmacéuticos (NWDA), que declaró por boca de su presidente, que el cannabis no podía incluirse en el mismo tratamiento que sustancias como la heroína o la cocaína, ya que no se había demostrado que, por ejemplo, creara adicción.

La llegada del algodón

La aprobación de esta ley desembocó en la aplicación de ciertas tasas y declaraciones sobre su uso. Agricultores, fabricantes o médicos debían llevar un estricto control sobre ella, así como abonar las tasas correspondientes. Contravenir esta prohibición estaba castigado con elevadas multas y pena de prisión.

La aprobación de esta ley condenaba de manera implícita el futuro del cáñamo, y así sucedió.

Los empresarios de barnices y pinturas extraídos del cáñamo tuvieron que modificar sus métodos productivos incorporando nueva maquinaria y materias primas derivadas del petróleo para la fabricación de pinturas, ahora sintéticas y nada ecológicas.

Los fabricantes de piensos para la avicultura ya no disponían de las nutritivas semillas de cáñamo, los cañamones, para preparar el alpiste y debían de importarlos (debidamente esterilizados para impedir su germinación), y así un largo etcétera.

Y los cultivadores de algodón se frotaron las manos. Los fabricantes textiles tuvieron que incorporar exclusivamente el algodón y las nuevas fibras sintéticas procedentes también del petróleo (como ya no había cáñamo, se creo el *denim* de algodón para la fabricación de los pantalones Levi's).

Hoy los ecólogos han demostrado hasta qué punto aquella decisión legislativa era profundamente errónea. Los millones de litros de agua que requiere el cultivo del algodón, así como la necesidad de utilizar fertilizantes, insecticidas y pesticidas cada vez más potentes, provoca algo más que picor en la piel a los usuarios de camisetas de algodón. El daño causado en innumerables ecosistemas es irreparable. El desaparecido mar de Aral es un buen ejemplo de ello.

La confección de ropa para trabajo se realizaba con cáñamo, mucho más resistente que el algodón. Pero los intereses industriales acabaron sustituyéndolo por fibras sintéticas y el propio algodón.

El Informe LaGuardia

En 1938, el alcalde de Nueva York, La-Guardia, creó una comisión científica compuesta de médicos internistas, psiquiatras, farmacéuticos, un experto en sanidad, autoridades sanitarias, representantes de hospitales y representantes judiciales. Su cometido era hacer un estudio sobre el problema de la marihuana en Nueva York. El comité comenzó su trabajo en 1940, y en 1944 publicó un informe detallado que con el paso de los años se ha hecho famoso, sobre todo porque desmontaba tajantemente todos los tópicos falsos que se divulgaban sobre la marihuana.

De la ONU a los hippies

En la década de los años cincuenta del siglo pasado, las cuestiones del cannabis todavía seguían latentes. Todavía nos encontramos a Mr. Aslinger como uno de los introductores de la idea que el consumo de la marihuana era el que provocaba a los jóvenes el consumo posterior de la heroína. Abrumaba con estadísticas y conclusiones poco ortodoxas cuando los mismos especialistas médicos de las instituciones médicas y hospitalarias, de donde Aslinger sacaba la información, afirmaban y obtenían otras conclusiones.

En el colmo de los despropósitos, la presión de las autoridades de los

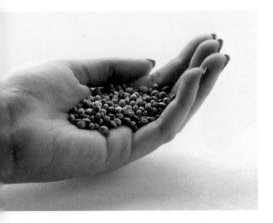

EE.UU., propició que la ONU y sus organizaciones subsidiarias acabaran por despreciar y en algunos casos negar las propiedades terapéuticas milenarias de la planta del cáñamo. Al mismo tiempo, negaba el incalculable servicio que como alimento y materia prima para diversos útiles y manufacturas había hecho a la humanidad. Así que en 1961 se firma la Convención Única en las Naciones Unidas. Con ella llega la prohibición total del cannabis y sus preparados.

Pero el paso del tiempo suele poner las cosas en su sitio. Las leyes humanas no pueden impedir las normas por las que se regula la naturaleza. El cannabis volvió a Occidente con una inusitada fuerza durante la década de los años 1960, y especialmente los EE.UU., en donde nacería uno de los movimientos abanderados de su defensa: los hippies.

Unos años antes, en abril de 1943, en los laboratorios Sandoz de Basilea (Suiza), el investigador Dr. Albert Hoffmann había descubierto el ácido lisérgico dietilamida, la sustancia enteógena (alucinógena) más potente conocida hasta entonces. Por aquel entonces, y en la década siguiente, el interés por tales sustancias, así como el peyote, o los hongos alucinógenos era patente entre algunos intelectuales, como el famoso escritor Aldous Huxley.

Sin embargo, el uso lúdico de la planta, y su relación —entre mística, creativa y de desarrollo personal—

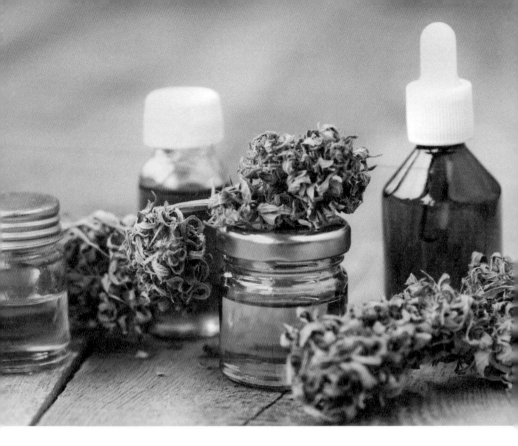

con los estados alterados de consciencia, fueron el detonante que provocó la incorporación del cannabis en los nuevos modelos existenciales relacionados con el movimiento *counterculture*, rebautizado entre nosotros como «contracultura».

Paralelamente a este movimiento de índole pacifista y antisistema, tuvo lugar la sangrienta guerra de Vietnam. La juventud norteamericana se vio embarcada en una guerra que para muchas personas, y en especial los jóvenes, carecía de sentido. El pacifismo fue la principal bandera que se enarboló junto a otras ideas y prácticas, como el amor libre —con la popularización de los anticonceptivos—, y nuevas formas de convivencia y organización social.

En los últimos años

Pronto este movimiento y su ideología llegaron a Europa, en donde la cultura y las artes se vieron vivamente influenciadas con muestras artísticas derivadas del movimiento psicodélico. El interés por las culturas orientales y primitivas movería a miles y miles de personas a la introspección interior, con o sin las prácticas tradicionales (como el yoga o la meditación), y utilizando frecuentemente todo tipo de sustancias, no solo alucinógenos.

Es cierto que se produjo un despertar de las conciencias intelectuales, pero también lo es que muchos de los componentes de aquel movimiento acabaron deshechos por graves drogodependencias. Una vez más, el cannabis se vio envuelto en muchos casos en circunstancias que propiciaban su demonización.

En España, la llegada del movimiento hippie —del que las islas de Ibiza y Formentera fueron estandarte— coincidió con los últimos estertores de la dictadura del general Franco. La prohibición se incorporaría a la legislación española en 1967.

La situación del cannabis llega hasta nuestros días en medio de una polémica que cada vez lo es menos, sobre todo gracias a las investigaciones farmacológicas y su creciente utilización terapéutica.

Los gobiernos de algunos países han desarrollado leyes que protegen tanto la intimidad del consumidor, su cultivo con fines personales, como los más necesarios realizados con fines terapéuticos.

En Holanda se permite, desde 1976, bajo el paraguas de una legislación que lo controla, el cultivo, venta y consumo del cannabis. En California es perfectamente legal desde 2018 (con algunas restricciones), y en muchos países el cannabis se está despenalizando. Hoy los investigadores profundizan en el estudio de las propiedades de los principios activos del cannabis, en su mayoría ampliamente conocidos. En este libro lo veremos con bastante detalle, así como su aplicación.

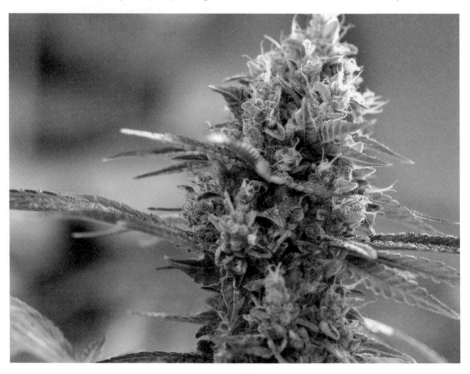

Otros usos del cáñamo

La industria moderna del cáñamo

Durante los últimos años, el concepto de la industria moderna del cáñamo se ha transformado rápidamente y, de ser una fantasía, ha pasado a ser una realidad. La presencia física de los productos elaborados con esta planta, como la ropa y textiles en general, papel, materiales para construcción y aceite de semillas de cáñamo, ejerce un destacado impacto, mayor que la importancia que tuvo el cáñamo en el pasado.

Cuando alguien tiene entre las manos una magnífica camisa de una tela parecida al lino y se le explica que está hecha del tallo de la misma planta de la que se obtiene la marihuana, empieza a producirse un cambio profundo en su forma de pensar respecto a esta planta tan injustamente criminalizada.

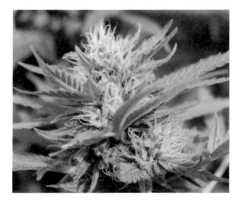

Poco a poco todo el mundo se está dando cuenta de que el cáñamo es mucho más que una sustancia con posibilidades recreativas, sino que se trata de una planta muy válida para salvar ecosistemas desde el punto de vista ecológico y con excelentes propiedades terapéuticas.

Del huerto familiar a la ecología

Hay que señalar que, antes de la loca prohibición llevada a cabo en EE.UU. en 1937, el cáñamo se cultivaba en el huerto familiar. Hace ahora unos 50 años del resurgimiento del uso de la marihuana, y en la década de 1970 se inició un sinfín de estudios investigaciones sobre todos los aspectos del cáñamo, sobre todo en Norteamérica. Y se descubrió una historia amplia y secreta de la utilidad del cáñamo para la humanidad, y de la extraña y misteriosa naturaleza de la represión del gobierno a esta planta. Esta información no tardó en llegar al movimiento en pro de la marihuana, que seguía vigente, y en revitalizarlo con una nueva generación de activistas ambientales preocupados sobre todo por la deforestación y el uso de insecticidas, y por el cultivo sostenible del cáñamo para elaborar papel y textiles.

Era solo cuestión de tiempo que los empresarios comenzasen a interesarse en el cultivo del cáñamo y, sobre todo, en la importación de productos elaborados a base de cáñamo. En 1987, los únicos productos de este tipo que podían conseguirse en Estados Unidos eran el cordel húngaro, el papel para cigarrillos y algunos otros papeles muy especiales, así como semilla esterilizada para alimento de pájaros. En 1989, el grupo llamado *Business Alliance far Commerce in Hemp* (BACH), descubrió y divulgó los códigos para la importación de cáñamo a EE.UU.; estos excluyen específicamente sus varas y la semilla esterilizada, haciendo que sea legal importarlos para el comercio.

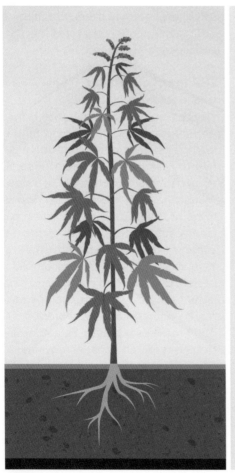

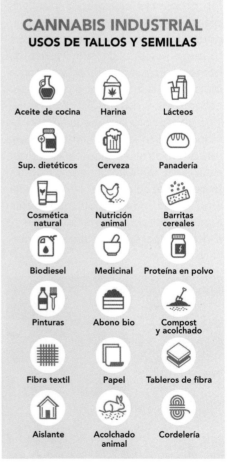

CANNABIS INDUSTRIAL
USOS DE TALLOS Y SEMILLAS

Aceite de cocina	Harina	Lácteos
Sup. dietéticos	Cerveza	Panadería
Cosmética natural	Nutrición animal	Barritas cereales
Biodiesel	Medicinal	Proteína en polvo
Pinturas	Abono bio	Compost y acolchado
Fibra textil	Papel	Tableros de fibra
Aislante	Acolchado animal	Cordelería

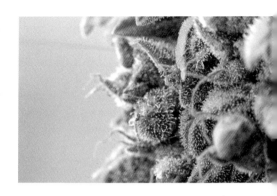

En el verano de 1989, BACH publicó varios textos para animar a los empresarios a iniciarse en este negocio, proporcionándoles las herramientas para ello. La información fue muy importante en la estrategia mercantil inicial, y los representantes de BACH destacaban en unos folletos las ventajas ambientales y económicas de esta planta para obtener de ella fibra, alimentos y combustible.

Hoy el cáñamo se ha convertido, además, en un excelente recurso para evitar la desertificación. Desde la regeneración de cultivos hasta la obtención de combustible, pasando por la producción de papel sin tala de árboles. El cáñamo ayuda a reducir también el desmesurado uso de algodón, costosísimo para la naturaleza por la inmensa cantidad de agua y pesticidas contaminantes de la tierra que requiere.

La popularización

En 1991, el Consejo Norteamericano del Cáñamo, grupo comunitario formado en Los Ángeles, empezó a celebrar trimestralmente reuniones con miles de personas, en las que se vendían panecillos hechos con semillas de cáñamo. Las cosas empezaban a cambiar.

En 1993 aparecía *Hemp World*, publicación de la industria del cáñamo: «hoy se reconoce que el cáñamo es fresco, moderno y al mismo tiempo ecológico, más resistente que el algodón y suficientemente misterioso para

despertar la curiosidad del crítico más recalcitrante».

Hoy existen centenares de empresas dedicadas al cáñamo solo en EE.UU. Importan, fabrican, distribuyen y venden miles de productos de este material, desde zapatos y alpargatas hasta ropa interior, champús, cremas labiales y pomadas, papel hecho a mano y resinas de papel para fotocopiadoras. La mayoría de estos productos son fáciles de obtener a través de Internet.

En Estados Unidos y Alemania, donde son más severas las restricciones para el cultivo del cáñamo, han progresado los negocios más exitosos de este producto. Es destacable la elevada conciencia ecológica de los alemanes y el interés por el movimiento verde. El cáñamo tuvo una presencia impresionante ya a principios de 1995 en *Biofach*, la exposición comercial de productos ecológicos más grande del mundo. En una conferencia que duró cuatro días, y a la que fueron científicos e industriales de todo el mundo, se habló entonces ya de técnicas de cultivo, cosecha, y almacenamiento, del procesado, enriado y acabado de la fibra y de la pulpa de papel; de las semillas de cáñamo para la alimentación humana, de los cosméticos y los detergentes; de materiales para construcción, combustible y usos médicos, y de los aspectos legales.

Los textiles de cáñamo

Seguramente llevamos puesto más cáñamo del que sabemos. Hasta el modisto Ralph Lauren reveló que desde 1984 empleaba fibra de cáñamo en sus creaciones. Once años después, el periódico *New York Times*, en un artículo titulado «La tela más antigua del mundo es ahora la más moderna». Luego, en una entrevista a Calvin Klein, declaró: «Creo que el cáñamo será la fibra preferida, tanto para los muebles del hogar, como para la industria de la moda». Desde entonces, su uso no ha parado de crecer.

En unos pocos años, la moda del cáñamo se ha convertido en muy popular. Pero el cáñamo no es una tela nueva y de moda, sino una tela mucho más clásica de lo que pensamos.

■ **Una fibra clásica.** Los manojos de fibra de cáñamo alcanzan más de 4,5 metros de largo, mientras que las fibras de algodón apenas llegan a 2 cm, lo que hace que el cáñamo tenga ocho veces más de la fuerza y flexibilidad del algodón, y cuatro veces su durabilidad.

El cáñamo puede lavarse y secarse a máquina. A pesar de que se arruga, como el lino natural, también respira como este. El cáñamo es naturalmente lustroso y se tiñe muy bien, debido a su gran absorbencia.

Muchos creen que el cáñamo es rasposo. En realidad, que una tela sea burda y resistente depende de cómo se hile y se tuerza. El cáñamo, como el lino y otras fibras, puede trenzarse en muchos grados, desde la lona hasta el lino fino. Si el cáñamo se procesa adecuadamente, puede resultar más suave que el algodón.

También es más absorbente, por lo que es magnífico para toallas, pañales y ropa para bebé. Asimismo puede servir para tapicería, mantelería, para ropa informal y para ropa de moda y de alta calidad.

■ **Cáñamo de verdad.** Al yute (*Corchorus capsularis* L.) también se le conoce como cáñamo indio, pero no hay que confundirlo con *Cannabis indica*, que antes era conocido como cáñamo indio. El único y verdadero cáñamo es el cannabis. Especialmente durante el siglo XIX, varias plantas fibrosas recibieron el nombre genérico de «cáñamo»: al cáñamo de Manila también se le conoce como abaca (*Musa textilis*); el sisal es el henequén (*Agave fourcroydes* L.); el cáñamo de Nueva Zelanda es *Phormium tenax*; el de Mauritius es *Furcraea foetida*; el cáñamo de Deccan es *Hibiscus cannabinus*, y el de Sunn es *Crota loria juncea*.

■ **Mezclas textiles.** En la actual moda del cáñamo abundan las mezclas de esta planta con algodón. Si bien son menos resistentes que el cáñamo puro, tienen la ventaja de ser más suaves, de que se pueden remojar mejor para el torcido, y de que son más baratas. Varias empresas han empezado a confeccionar pantalones con sargas de cáñamo y algodón, así como con mezclilla 100% de cáñamo. Hace poco empezaron a producirse mezclas de cáñamo y seda, que son suaves y resistentes.

No obstante, el cáñamo que actualmente se utiliza para ropa es el totalmente puro y con su color blancuzco natural, parecido al del algodón orgánico. El lino y las telas de cáñamo húngaras y rusas, que son más tiesas y oscuras, se usan para ropa de hombres, mujeres y niños, así como para sombreros, bolsas, zapatos y otros accesorios. También ha aparecido un cáñamo inglés, mezclado a veces con lana reciclada o bien con el algodón reciclado de los pantalones de mezclilla.

■ **Gorras de béisbol.** La empresa *Pan World Traders* fue a Transilvania para comprar, casa por casa, linos antiguos de cáñamo muy finos, que tiñeron a mano y con los que elaboraron gorras, mochilas, corbatas y pañuelos. En la industria de los textiles de cáñamo participan fabricantes de todos tamaños: desde pequeñas cooperativas que elaboran unas cuantas prendas, hasta enormes fábricas que, en Norte-

américa y otros países, elaboran miles de piezas diariamente. La casa *Headcase*, por ejemplo, produce a diario mil gorras de beisbol. La mayoría de estos artículos todavía se venden por catálogo o en tiendas especializadas, pero cada vez es más frecuente que, como los de cualquier otra tela, se encuentren tanto en tiendas pequeñas como en grandes almacenes.

El mayor precio del cáñamo puede ser contrarrestado por su mayor calidad y distinción, y por ofrecerlo como una alternativa ecológica. *Deja Shoe*, que recibió el premio de las Naciones Unidas para la Industria de la Moda y del Ambiente, introdujo a principios de 1995 una línea de zapatos de tela de cáñamo.

El papel de cáñamo

La mayor contribución del cáñamo a la economía y ecología mundiales puede ser también en la forma del retorno a los papeles hechos de plantas. La mitad de los árboles talados se emplean para producir papel, y la deforestación constituye un grave problema ambiental que debilita nuestros ecosistemas, el suelo y las cuencas acuíferas, y además aumenta el efecto de invernadero.

■ **Sin destrucción del bosque.** Los árboles solo se emplean para fabricar papel desde mediados del siglo XVIII; antes, el papel se hacía de trapo y de cultivos anuales como el papiro y el cáñamo. Además, anualmente se producen quince mil millones de toneladas de desperdicio agrícola, y este desperdicio podría transformarse en papel, especialmente si se le añade una fibra larga, como la del cáñamo. Es un buen momento para buscar otras fuentes diferentes para obtener celulosa, o pulpa de papel.

Los fabricantes de papel de cáñamo que cuentan con recursos para invertir en los costos de desarrollo y en la cooperación con la industria de papel que no es de árboles, están tratando de abatir el costo de su producto y de elevar su calidad. Es el caso, desde hace ya veinte años, de la empresa *Living Tree Paper Company*, que produce papel de cáñamo sin elementos provenientes de los árboles. Ellos utilizan una mezcla de cáñamo, esparto, subproductos agrícolas y desperdicios no reciclados, de manera que ofrece un papel que no está hecho de árbol, aliviando así las tierras demasiado explotadas, y es mucho mejor para el ambiente que el papel reciclado, que por lo general contiene menos de 10% de desperdicios industrializados.

■ **El papel reciclado, la tinta y los restos.** Según las normas de la EPA (*Environment Protection Agency*, el Departamento estadounidense de Protección al Ambiente), para considerar que un producto es reciclado solo debe contener 10% de desperdicios industriales recuperables, como por ejemplo maculatura de papel. De esta manera, un papel «reciclado» puede estar hecho con 90% de pulpa de madera virgen.

Los desperdicios sin reciclar son, entre otros, los periódicos, las revistas y el cartón, a los cuales hay que quitarles la tinta antes de volver a hacerlos pulpa; en realidad, este procedimiento es sucio y produce más contaminación que la confección de papel virgen.

La pulpa de madera produce una tercera parte de papel y dos tercios de desperdicio. Cien toneladas de papel hecho con fibra de madera virgen producen más o menos cinco toneladas de sedimento, parte del cual puede usarse como fertilizante. Cien toneladas de papel elaborado con desperdicios industrializados generan aproximadamente cuarenta toneladas de sedimento tóxico, del que es menester deshacerse.

La resistencia del cáñamo

■ **En el automóvil.** En 1929, la Ford Motor Cornpany investigó la posibilidad de emplear el cáñamo en sus automóviles, y envió a sus directivos a visitar una plantación en Canadá antes de cultivar una cosecha de 80 hectáreas. Hasta que doce años derspués, en el número de diciembre de 1941 de *Popular Mechanics*, Henry Ford mostró orgullosamente el primer auto *hecho de la tierra*. El coche tenía una carrocería de plástico hecha con 70% de cáñarno, paja de trigo y henequén, y 30% de resina de cáñarno corno aglutinante. El único acero utili-

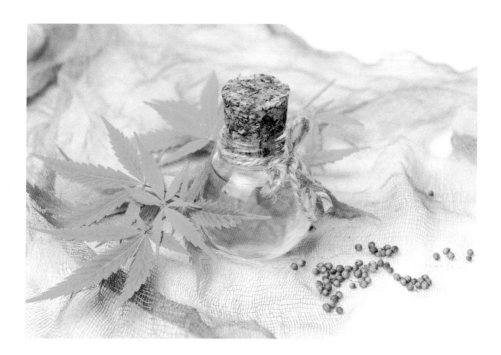

zado en aquel coche era el del marco tubular. El vehículo pesaba un tercio menos que los automóviles normales de acero, pero resistió impactos diez veces mayores.

■ **En la construcción.** La fibra de tablero de densidad media (FDM) es un compuesto celulósico de resistencia comparable a la madera, que se emplea para la construcción, la ebanistería, los muebles, la marquetería y para otros usos en sustitución de la madera.

Hoy, una compañía holandesa que cultiva su propio cáñamo está empezando a producir bastidores compuestos para las viviendas, además de cuencos para ensaladas y relojes de pared.

■ **Como aislante.** Una empresa francesa lleva varios centenares de casas de cáñamo construidas con un método patentado —no tóxico— para procesar el tallo a fin de obtener de él materiales aislantes (isochanvre) y un sustituto ligero del cemento.

La pulpa que se emplea para este aislante se trata con un retardante del fuego y se emplea suelta o dentro de una bolsa, para llenar y aislar los espacios de las paredes y los techos. El material para construcción se hace con astillas de cáñamo cubiertas con un aglutinante mineral que se mezcla con agua y limo, y que puede fraguarse en moldes o aplicarse con un tubo.

El material orgánico se calcifica y endurece, formando una masa estable que es aislante térmica y sonora. El tallo fosilizado de cáñamo conserva cierta flexibilidad, y cuando está seco solo pesa una séptima parte del cemento convencional. Una hectárea de cáñamo produce aproximadamente 60 metros cúbicos de este material, que bastan para construir y aislar una casa de 135 metros cuadrados.

Productos de aceite de semillas de cannabis

Otra parte del cáñamo que puede emplearse y aprovecharse es la semilla. Antes de la alocada prohibición de 1937, el aceite de semilla de cáñamo se empleaba para lámparas, secado de pinturas, barnizar madera y tintas de imprenta.

El aceite es un magnífico emoliente para la piel y el cabello, y se incluye en la industria de productos para el cuidado personal: aceite para masajes a base de semillas de cáñamo, pomadas, cremas labiales y corporales, champú y enjuagues para el cabello.

Desde hace décadas, los expertos en el campo de la salud hablan de la necesidad de incluir en nuestras dietas grasas no saturadas, sobre todo los ácidos grasos omega 6 y omega 3. Las semillas de cáñamo son ricas en estos nutrientes. Contienen cuando menos 30% de aceite, en su mayoría omega y en la relación óptima de 3 a 1.

En comparación con el aceite de lino, el aceite de semilla de cáñamo es más caro, pero gracias a su mejor sabor, tiene más aplicaciones, corno

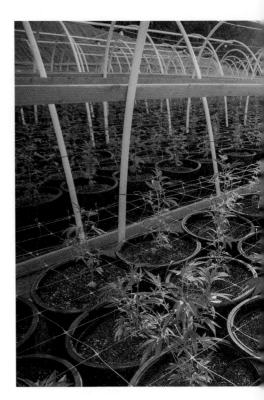

el queso y hamburguesas de cáñamo. En resumen, los productos que hoy se encuentran en el mercado son apenas una pequeña muestra de la utilidad del cáñamo para emplearse en innumerables productos más.

Ecología

El cáñamo se recomienda para recuperar las tierras deforestadas, marginales y contaminadas con metales pesados, e indudablemente en el próximo siglo habrá gran necesidad de este tipo de recuperación.

El principal interés de la mayoría de ecologistas es el aspecto ecológico

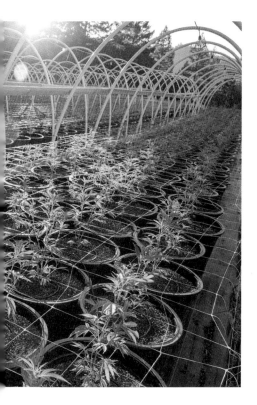

del cáñamo, pero existen igualmente poderosas razones económicas para generalizar su cultivo. Si bien la marihuana y el cáñamo son exactamente la misma especie, su carácter es muy diferente cuando se cultiva para consumo industrial, que cuando se cultiva para consumo médico o social. Cuando se comprenda mejor la relación de la humanidad con los alucinógenos vegetales, se dará una atmósfera razonable y tolerante en la que florecerá el cannabis —el cáñamo— de forma generalizada. Las leyes de los países (Unión Europea, Canadá, China) avanzan tanto como el desarrollo de

mejores semillas de cáñamo, nuevas tecnologías para su aprovechamiento y mercados, para su utilización.

El cultivo del cannabis y el medio ambiente

Supongamos que somos el gobierno y dirigimos un tren de carga desbocado que se enfila al borde del colapso ambiental. Los científicos dan la alarma una y otra vez sobre el uso exagerado de combustible a partir de recursos fósiles y sus efectos: elevados niveles de contaminación, lluvia ácida y emisiones favorecedoras del cambio climático.

Nuestros bosques están desapareciendo a una velocidad alarmante, porque los dedicamos a las industrias de la construcción y del papel, dejando amplias zonas de suelo erosionado. Las tierras de cultivo que no se han erosionado están tan agotadas y contaminadas por los plaguicidas e insecticidas empleados en el algodón y en otros cultivos, que los agricultores deben usar hasta 40 veces más fertilizante que hace un siglo para obtener la misma cosecha. Y el agua que escurre de estas tierras contribuye a la degradación de nuestros abastecimientos acuíferos.

■ **Un recurso renovable.** Supongamos que se descubre una planta que milagrosamente llena estas condiciones y que además limpia las tierras contaminadas. ¿No aplicaríamos de inmediato programas para estimular el cultivo de dicha planta y de la industria correspondiente?

El cultivo del cáñamo para aprovechar su fibra es sin duda la mejor alternativa. Al ser fácilmente biodegradable, sus desechos no plantean dificultades. Además, requiere de relativamente poco fertilizante en comparación con otros cultivos de fibra y casi no hay necesidad de emplear plaguicidas.

■ **Una planta multiusos.** Prácticamente todas las partes del cáñamo se aprovechan: tanto la semilla, que es parecida a la de un cereal, como la fibra, que es muy resistente, y como el leñoso centro del corazón, conocido como agramadera o agramiza.

El cultivo del cáñamo requiere de poco mantenimiento y puede efectuarse en casi todos los climas; no agota los nutrientes de la tierra y su sistema de raíces profundas puede ayudar a impedir la erosión.

El cáñamo produce cuatro veces más fibra por hectárea que los árboles, y además absorbe los contaminantes de metal pesado de la tierra, purificándola gradualmente. El cáñamo es su propia sombrilla y abono: dado que crece de 2 a 5 metros en 110 días, protege del sol a las semillas y reduce el uso de costosos herbicidas.

■ **¿Cannabis o algodón?** No hay comparación posible con el algodón, cuyo actual método de cultivo es ecológicamente insostenible: por ejemplo, casi un tercio del los plaguicidas que se usan en el mundo son destinados al cultivo del algodón (existen muchos cultivos asiáticos de algodón en donde los plaguicidas se aplican directamente hasta siete veces) y necesita tantísima agua que agota las más importantes reservas.

Además, al ser atacado por pocos insectos y malas yerbas, el cáñamo no tiene que lidiar con la maleza y es mucho más conveniente para producir una fibra que crece orgánicamente, y que es de alta calidad y renovable.

■ **El cultivo.** El cáñamo constituye un cultivo perfecto para la rotación con otros cultivos más tradicionales, y le permite a los campesinos empezar a dedicarse a él sin sacrificar su principal fuente de ingresos. El cultivo personal, en huertos familiares, puede ser igualmente interesante, si bien requiere un libro entero (ver Bibliografía, pág. 137).

Formas de presentación

El acceso al cannabis

Los componentes del cannabis, de un vistazo

Tetrahidrocannabinol (THC)

El THC (tetrahidrocannabinol) es un compuesto químico, o cannabinoide, que se encuentra en las plantas de cannabis. Está considerado como el componente más psicoactivo de la marihuana. En términos más simples, citando al doctor Thorsten Rudroff, «...el THC es lo que causa un estado de intoxicación. Cuanto más THC, más te colocas». Los otros síntomas, como un incremento en el apetito, sensaciones de relajación, y euforia, también tienen que ver con el THC.

Es un compuesto que produce estos efectos al interactuar con las neuronas en el cerebro. Estas neuronas se comunican entre ellas mediante neurotransmisores, químicos que entregan mensajes de una neurona a otra cruzando de un lado a otro y uniéndose a moléculas receptoras. Es así como el cerebro comunica todo.

Neurotransmisores y endocannabinoides

Hay un neurotransmisor particular llamado endocannabinoide. Es importante ya que es muy similar a los cannabinoides de la marihuana, en apariencia y en funcionalidad. Normalmente, el cuerpo segrega endocannabinoides cuando el cuerpo experimenta dolor o estrés, físico o emocional, que alivian el dolor. Los cannabinoides de la marihuana penetran este sistema y se unen a los receptores de cannabinoides.

Hay dos tipos de receptores de cannabinoides conocidos: CB1 y CB2. Los receptores CB1 se encuentran en las áreas del cerebro asociadas al aprendizaje, la memoria, la ansiedad, el dolor y el movimiento. Cuando los cannabinoides llegan a estos receptores, trastornan las funciones normales del sistema endocannabinoide, el que alivia el dolor.

Ya que el sistema cesa de funcionar con normalidad, los efectos de la marihuana pueden variar enormemente, causando relajación, torpeza o hambre.

Esencialmente, el THC aumenta el nivel de dopamina en el cerebro. La dopamina es un neurotransmisor que actúa en los centros de recompensa y placer del cerebro. Sirve en parte para ayudar al cerebro a reconocer «recompensas» y a buscarlas. Cuando el THC interactúa con un receptor CB1, la neurona segrega calcio, lo cual provoca que cese su funcionamiento.

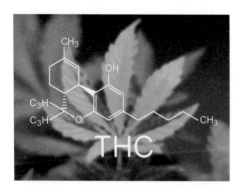

Cuando esta neurona no está funcionando, no puede segregar su molécula inhibidora. Estas moléculas inhibidoras regulan la cantidad de dopamina en el cerebro.

En otras palabras, la interacción del THC con los receptores CB1 provoca unos niveles elevados de dopamina y un enaltecimiento de los sentidos. Esto es lo que se conoce como estar fumado, o colocado, es decir, en estado de «ebriedad».

CBD

El cannabidiol, o CBD, es otro compuesto activo encontrado en la marihuana. Normalmente se nombra a la par que el THC, como un dúo dinámico. El CBD tiene efectos más sedativos, y ha sido el principal foco de investigación médica, puesto que se ha descubierto que es beneficioso tratando la epilepsia u otros trastornos neurológicos. Se investiga más y más para examinar sus efectos sobre el cerebro en detalle.

El CBD es único en su potencial para usos médicos, porque puede

afectar un gran número de receptores en el cuerpo y cerebro, más allá de los receptores de cannabinoides.

Para entender por qué la versatilidad del CBD es importante, se debe comprender el propósito de los receptores. Dicho de forma básica, en el cerebro, las neuronas están conectadas por estructuras llamadas sinapsis. En estas estructuras, las neuronas se comunican entre ellas mandando neurotransmisores, o mensajeros químicos.

Para recibir correctamente un mensaje a través de un neurotransmisor, la neurona tiene que tener un receptor que sea compatible a ese neurotransmisor. Cuando los neurotransmisores encajan con uno de estos receptores, la neurona puede interactuar directamente con el mensajero.

Las neuronas contienen varios receptores diferentes para neurotransmisores. Ya que el CBD puede afectar tantos receptores diferentes, tiene la habilidad de interactuar con muchos tipos de mensajes que manda el cerebro.

Investigaciones recientes han clasificado al CBD como un modulador alostérico negativo del receptor CB1 (El receptor CB1 es con lo que el THC interactúa para crear niveles elevados de dopamina con el resultante efecto de ebriedad).

Lo que esto significa es que el CBD puede unirse al mismo receptor desde un lugar diferente, y cuando se une al mismo tiempo que el THC, la neurona afectada recibe una señal más débil del THC.

Como hemos dicho, el THC causa que la neurona no regule los niveles de dopamina. Cuando los dos cannabinoides actúan sobre el mismo receptor, el efecto es muy diferente al del THC solo. Así que el CBD se ha dado a conocer por su habilidad para contrarrestar los efectos psicoactivos del THC.

Los beneficios médicos del CBD provienen de su efecto en otros receptores del cerebro. Cuando interactúa con el receptor TRPV-1 se da un efecto terapéutico, conocido también como el receptor vaniloide, haciendo referencia a la vainilla, que contiene un aceite esencial con propiedades analgésicas y antisépticas.

En el organismo

Cuando el CBD se une a este receptor, funciona como un estimulante que puede activar sus habilidades para regular el dolor, la inflamación, y la temperatura corporal. Es por esto que el cannabis con altos niveles de CBD funciona para **tratar dolor neuropático**.

En concentraciones más altas, el CBD puede activar también el receptor de serotonina 5-HT1A. Este receptor está directamente involucrado con procesos biológicos relacionados con la ansiedad, el sueño, el dolor, el apetito, y más. Cuando el CBD interactúa con el 5-HT1A, ralentiza su señalización y provoca un **efecto an-**tidepresivo. Además, las propiedades antiansiedad del CBD se deben a su rol en el receptor de adenosina. Estos receptores regulan funciones cardiovasculares y tienen **efectos anti-inflamatorios**.

Aunque activa los receptores mencionados, el CBD también provee beneficios médicos desactivando el receptor GPR55. Dicho receptor está involucrado en regular la presión sanguínea, la densidad de los huesos, y otros procesos varios. Cuando está activado, el GPR55 promueve la propagación de células cancerígenas. Investigaciones hechas en la *Chinese Academy of Sciences* en Shanghai demuestran la presencia de este conector en muchas formas de cáncer. Y a que el CBD desactiva este receptor y bloquea su señalización, se cree que puede **prevenir la proliferación de células cancerígenas**.

Hay otras maneras en que el CBD produce efectos anticancerígenos. En todos los núcleos de las células hay PPARs (receptores activados de proliferación de los peroxisomas)

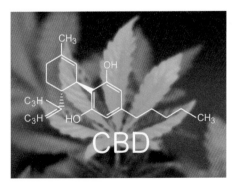

que regulan el mantenimiento de energía, las funciones metabólicas, y específicamente la proliferación de células.

Cuando los PPAR son activados, especialmente el receptor PPAR-gamma, la proliferación es inhibida. En términos simples, las células cancerígenas son ralentizadas.

La coexistencia de CBD y THC

El CBD y el THC son claramente dos cannabinoides muy distintos. Para resumirlo, la mayor diferencia entre los dos es que el THC es psicoactivo y el CBD no lo es. Ambos afectan el sistema endocannabinoide del cuerpo, pero el CBD interactúa principalmente con el sistema inmunológico, y el THC causa reacciones en el sistema nervioso. Puesto que los dos compuestos activan diferentes receptores en el cerebro y sistema nervioso, provocan distintos síntomas en el cuerpo.

Según un artículo del *British Journal of Pharmacology* (diario británico de la farmacología) el THC es un agonista de los receptores CB1 y CB2, mientras que el CBD es un antagonista, por lo que causa una respuesta fisiológica diferente. Y a que no interactúa directamente con los receptores de cannabinoides, no tiene los efectos psicoactivos del THC.

El CBD es conocido por combatir algunos de los efectos del THC. En vez de reaccionar directamente con los receptores de cannabinoides como el THC, el CBD bloquea la en-

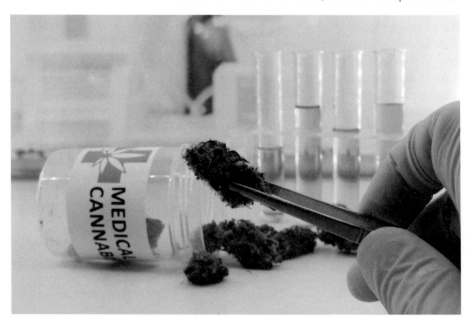

zima que metaboliza anandamida, **un cannabinoide que se encuentra en el cuerpo de forma natural**. Así se para la liberación de dopamina y los efectos que la acompañan.

El CBD también promueve la liberación de otro cannabinoide del organismo que activa los receptores CB1 y CB2. Lo que esto significa es que el CBD y el THC tienen propiedades farmacológicas similares, pero el CBD no produce ebriedad.

Los investigadores han percibido este detalle y muchos creen que el CBD puede ser útil para contrarrestar los efectos de intoxicación del THC y determinados síntomas psicóticos. Un estudio reciente de *World Journal of Biological Psychiatry* concluye que se deben realizar estudios a más grande escala antes de llegar a conclusiones firmes, pero que hay mucha evidencia de que el CBD posee muchas propiedades medicinales, incluyendo el actuar como un **antioxidante y antipsicótico**. A pesar de que el CBD no es conocido por provocar efectos de euforia, el cannabis que contiene THC y CBD es psicoactivo.

Otros componentes del cannabis

A pesar de ser el centro de atención, el THC y el CBD no son los únicos componentes activos del cannabis. Hay más de 80 cannabinoides activos en la cannabis (o marihuana, si se prefiere), y algunos a resaltar. El cannabinol, o CBN, es un producto de la oxidación del THC. De todos los cannabinoides conocidos, el CBN es el sedante más potente. Naturalmente, esto es fantástico para tratar el insomnio.

El CBG (cannabigerol) es otro cannabinoide importante. Aunque no produce los efectos intoxicantes del THC, se considera crucial en el proceso psicoactivo. El CBC (cannabicromeno) es similar, pero principalmente **reduce la ansiedad y el estrés**.

Al igual que ocurre con una infinidad mayoría de plantas medicinales, además de los cannabinoides encontraremos terpenos, otro componente activo. Estos son "sabores" que influyen en la intoxicación. Existen cinco terpenos que influencian a todas las variedades de cannabis en diferentes niveles: mirceno, limoneno, pineno, linalool, y terpineno.

El mirceno es el que más influencia los efectos que producirá el cannabis, dando además un aroma de menta, tropical, o terroso. El limoneno es el más buscado pues permite que más THC llegue al cerebro, y da un toque cítrico muy agradable. El pineno tiene toques de pino, romero, y salvia en las variedades en las que está más concentrado y promueve la memoria y vigilancia. El linalool posee un olor floral que recuerda a la lavanda, y cuando se combina con el terpineno o el limoneno' puede ser dulce como una golosina. Así que el terpineno puede ser dulce y cítrico, pero principalmente causa un aroma herbal y fresco, como recordando a un bosque.

Horticultura

Junto a las variedades básicas vistas en el apartado botánico, se crían diferentes variedades para desempeñar funciones distintas: varían en el aroma, el sabor, la potencia, el efecto medicinal, los efectos secundarios, etc. Normalmente se nombran por los cultivadores, o por el olor, color, o sabor de la variedad. Aunque existe una infinidad de variedades de cannabis, hay varias maneras de agruparlas. La más simple es diferenciar entre tres grupos: variedades indica, ruderalis sativa, e híbridos.

Como hemos dicho antes, las variedades indica tienen por lo general un efecto sedante mientras que las sativa son mejores para una mayor energía y estado de alerta. Los híbridos pueden tener efectos equilibrados o tender a una de las dos opciones.

Como el tema de la marihuana cada vez es menos tabú, los cultivadores ya no buscan tanto el obtener una mayor potencia o rendimiento, han comenzado a experimentar con los sabores y el contenido terpénico. Se ha convertido en un arte de horticultura.

Aunque el número de las variedades existentes sería imposible de contar, ya que se desarrollan nuevas variedades constantemente, algunas han destacado entre los consumidores.

Nos fijamos en una variedad, la ACDC, una variedad alta en CBD bien valorada por pacientes médicos, ya que provoca un efecto potente sobre el cuerpo; quita el dolor sin causar ningún efecto cerebral o "atontamiento". También tiene toques a limón, lo cual es único; muchas variedades altas en CBD tienen una fragancia herbácea que puede ser desagradable para algunos.

Híbridos

Este nuevo enfoque en cuanto al cultivo de la marihuana está contribuyendo una apertura hacia más variedades medicinales. Dependiendo del tratamiento requerido, los cultivadores pueden evaluar diferentes variedades y sus beneficios y después trabajar para combinarlas, creando variedades de gran potencia terapéutica.

Aquellos que se benefician de la marihuana medicinal pueden usar una combinación de variedades. Puesto que las sativas inducen un estado de mayor alerta, creatividad y energía, un paciente que sufra fatiga o depresión se beneficiaría de usar esta variedad durante el día. Por la noche, sin embargo, la mejor opción sería una variedad indica, que ofrece un efecto sedativo sobre el cuerpo que ayudará a descansar mejor. Para gente con ansiedad, la indica puede ser mejor durante el día.

Los híbridos pueden ofrecer lo mejor de ambas cosas. Un híbrido popular es *Blue Dream*, con más sativa que indica. Sus influencias por parte de la sativa proveen ese «estar despierto», que se equilibra con las influencias de la indica, que afecta al cuerpo. Es un

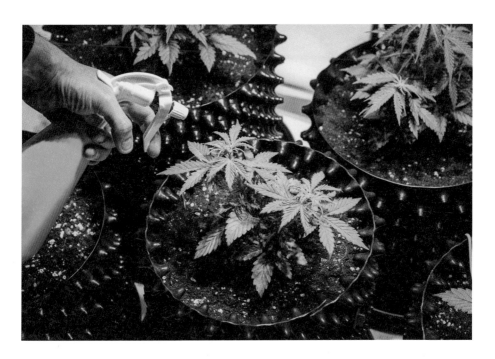

ejemplo perfecto de variedad medicinal, pues ayuda a pacientes sufriendo dolor, depresión y náusea, aliviando su dolor, mientras que permite a los pacientes mantenerse productivos y alerta, haciendo una vida normal.

Derivados y concentrados de marihuana

A la hora de consumir marihuana, la mayoría de la gente tiene una imagen que viene a su mente. Probablemente tenga que ver con un porro, o una pipa para fumar. Algunos pensarán quizá en pastelitos *brownie*. Pero hay muchísimo más que se puede experimentar con la marihuana. Usuarios más experimentados se fijan en el mundo de los concentrados: hachís, aceites, kif, resina, y otras variaciones.

Estos concentrados suelen preferirse por ser más potentes. Esto puede venir bien al consumidor recreativo y también al paciente médico; cuanta más potencia tenga el cannabis, más beneficios médicos se obtendrán, o más efectos psicoactivos, con una menor cantidad.

Hachís

Usar concentrados de cannabis no es una idea nueva. El hachís, en particular, se ha cultivado durante miles de años. El hachís es flor de cannabis que ha tenido el material vegetal y los tricomas separados mecánicamente. Hay varias maneras de realizar este

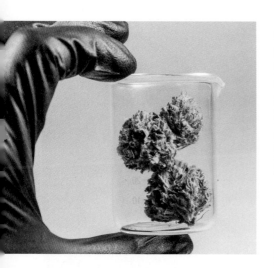

proceso de separación. El tamizado en seco es un método en el que la flor se separa a mano con tamices u otras herramientas.

El método es comparable a *grindear* el cannabis (operación similar a picar hojas de tabaco) antes de liar. El polvo resultante, o «kif», se convierte en hachís con el uso de calor. «Hachís al agua» (que da como resultado el «iceolator», que tiene un contenido muy elevado de THC) es otro método de elaborar hachís. La idea es que a través de agitación y agua helada, las partes más resinosas de la flor del cannabis se hundirán al fondo y el excedente vegetal inactivo se quedará flotando por arriba.

El hachís «iceolator» que se produce es una forma muy pura y no contiene residuos de solventes.

La calidad del hachís se comprueba de varias maneras. En primer lugar, el color es importante. Con un méto-

do de tamizado en saco, el kif (polen) resultante será más dorado si es más puro. Cuando es verde, quiere decir que aún hay contaminación de material vegetal. El resultante bloque de hachís debería tener una superficie oscura y brillante que demuestra que los tricomas activos se han derretido juntos.

El hachís también debería encenderse fácilmente, y desprender un olor puro. Cualquier olor químico es una mala señal. También debería dejar ceniza de color blanco, que indica pureza. Para el hachís hecho a mano, debería ser blando y pegajoso en el interior cuando se rompa el bloque.

■ **Otros concentrados.** Shater BHO (*Butane Hash Oil*) cristalizado, budder (extracto de resina), y el aceite son términos menos conocidos. *Shatter*, el más potente, es una forma de concentrado de cannabis que tiene una apariencia similar a palanquetas de cacahuete; debería tener un acabado suave y translúcido. El aceite se asemeja a la miel en su apariencia. Puede ser difícil de trabajar, debido a su consistencia pegajosa.

Más cremoso es *Budder*, asemejándose en apariencia a una mezcla de azúcar y mantequilla (ver pág. 102) batidas juntas.

Cada concentrado proporciona diferentes beneficios. El shatter es el más potente (puede alcanzar un 80% de THC), pero pueden faltarle los terpenos que ordinariamente dan sabor y olor a la marihuana. El budder suele mantenerse en tomo a un 70% de THC, pero retiene algunos terpenos y tiene más sabor. El aceite es el más sabroso pero el menos potente.

Resina y BHO son otros dos términos a resaltar. BHO es concentrado de cannabis que se extrae usando butano como solvente. El shatter, el budder, y el aceite pueden ser clasificados como formas de BHO. La resina, por otra parte, no necesita el solvente de butano. Es un concentrado que se puede hacer sin ningún solvente. Todo lo que se necesita es calor o presión para extraer el aceite resinoso de todas las flores o cogollos.

Es un proceso tan simple que cualquiera puede hacerlo en casa con el calor de un alisador de pelo. La resina se asemeja mucho a otros concentrados, como al shatter, pero muchos lo prefieren, ya que no tiene solventes residuales que otros extractos de cannabis sí que tienen debido al proceso de extracción.

El acceso a estos productos

Existen dispensarios legales que venden la mayoría de productos de marihuana, hasta aplicaciones tópicas, que contienen THC y CBD. A pesar de eso, la complejidad de las leyes puede hacer que un consumidor no sepa qué y qué no puede comprar, plantar, o distribuir.

En **EE.UU.**, por ejemplo, en el estado de Colorado continúa siendo el epítome de la aceptación de la marihuana. La ley permite a cualquier adulto mayor de 21 años poseer hasta 28 g de marihuana y consumirla. No es necesario ser residente en Colorado para comprar y usar dentro del estado. Es importante añadir que, a la hora de comprar, hay algunas pautas respecto a las combinaciones de diferentes concentrados y cogollos.

A pesar de que sea legal el consumo de cannabis, se presupone la discreción. En otras palabras, ir paseando por la calle y encender un porro no está generalmente aceptado. Es similar a las leyes sobre el alcohol, que prohíben su consumo en lugares públicos. También hay regulación sobre conducir bajo la influencia del THC.

En estados como Arizona, en donde la marihuana medicinal ha sido legalizada, los pacientes deben solicitar una tarjeta médica. Para poder comprar marihuana medicinal, el paciente debe ser mayor de 18 años, tener al menos una de las condiciones aprobadas (en aquel estado estas incluyen el cáncer, glaucoma, hepatitis C, y enfermedad de Crohn), organizar una cita con un médico especializado en marihuana medicinal, y después entregar su solicitación y esperar a recibir una tarjeta médica. Una vez que ha sido autorizado, el paciente puede ir a cualquier dispensario licenciado para comprar productos de cannabis.

Comprar de un dispensario no es tan simple como entrar al supermercado y salir con ello. Existe un proceso para ser admitido en algunos dispensarios; se piden documentos médicos antes de completar los trámites que son necesarios para comprar en ese dispensario en específico. Existe una sala de espera para los pacientes antes de llegar a la sala de productos, en donde voluntarios asisten con la elección de variedades de cannabis, formas de consumirlo, y herramientas para su uso o consumo, teniendo en cuenta las necesidades de cada paciente.

Dicho de otro modo, se están dando pasos gigantescos para que el cannabis esté presente libre de tabúes, pero aún queda mucho trabajo.

En **Holanda**, la ciudad de Ámsterdam también ha mantenido unos puntos de vista muy favorables sobre el cannabis durante años. Aunque las drogas recreacionales son técnicamente ilegales, drogas blandas como cannabis y hachís han sido claramente despenalizadas.

La actitud general del gobierno es proteger la salud y seguridad de los ciudadanos holandeses, por lo que hay una opinión más lógica sobre la marihuana. En las cafeterías (los populares «coffee shops») se permite la compra y uso de cannabis y otras drogas blandas; allí las personas no son perturbadas si no causan disturbios.

En **España**, sin ser un equivalente exacto, existen los llamados «Clubs de Cannabis» (o «cannabicos»), que permiten a los usuarios fumar y usar cannabis, y también se ha despenalizado el consumo público de cannabis, aunque se mantiene una regulación mediante multas y otras leyes.

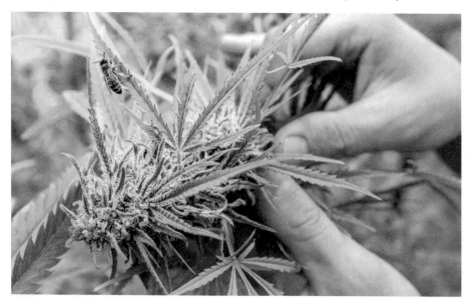

El cannabis y la salud

Efectos físicos y psíquicos

Hoy se sabe que el cáñamo era conocido y apreciado como una valiosa planta curativa en todas las regiones donde crece. A lo largo de los siglos se ha empleado para tratar alteraciones digestivas, neuralgias, insomnio, depresión, migraña e inflamaciones. También para facilitar el parto, para estimular la lactancia y para calmar los cólicos menstruales.

Un medicamento seguro

Los boticarios descubrieron que el cannabis era más o menos útil para tratar todas aquellas enfermedades que en la India y en China trataban con cáñamo desde hacía mucho. También descubrieron que era eficaz para tratar el alcoholismo, la disentería, la hemorragia uterina, la migraña, el ántrax, la incontinencia, las mordeduras de serpiente, la tonsilitis, los parásitos, y una larga lista de problemas médicos.

En un ensayo de 1912 un médico escribió sobre el hachís: «No se ha confirmado un solo caso en el cual la sobredosis de cannabis o de cualquiera de sus preparaciones haya producido la muerte de algún hombre o de algún animal.» Esto sigue siendo cierto a la fecha. En realidad, una de las cualidades más notables del cannabis es que es un medicamento muy seguro. Su proporción de letal a benéfica es de 40.000 a 1 (algunos autores la cifran en 20.000 a 1), con lo que resulta mucho más segura que la aspirina y que la mayoría de las demás medicinas legales, cuya dosis letal por lo general es solo diez veces mayor que su dosis benéfica.

■ **En las farmacias.** A fines del siglo XIX, el cannabis se incluía en docenas de remedios que podían comprarse en las farmacias, con o sin prescripción médica, En Norteamérica, la empresa Park-Davies elaboraba la *Casadeina*, el *Utroval* y la *Medicina Veterinaria para Cólicos*, y Eli Lilly producía las *Tabletas sedantes del Dr. Brown*, el *Bálsamo complejo de Tolú*, el *Jarabe de lobelia*, la *Neurosina* y la *Cura de un día para la carraspera*.

La empresa Grimault and Sons produjo cigarrillos de cannabis como remedio para el asma. Que algunas de las mayores empresas farmacéuticas del mundo emplearan un producto que ahora es ilegal, no es más sorprendente que el que a principios de siglo se empleara cocaína en la Coca Cola, y esto destaca la naturaleza arbitraria de las «sustancias controladas».

Que con el tiempo dichas empresas dejaran de utilizar cannabis no se debió a una crisis de conciencia, sino más bien a que no pudieron estabilizar o estandarizar ninguna forma de preparación de los extractos de cannabis, por lo que ya no les daba ninguna utilidad económica. Y hoy, la amplia disponibilidad y lo barato del cannabis ha impedido que estas empresas muestren el menor interés en él. El cannabis fue eliminado de la farmacopea británica en 1932, al ser oficialmente prohibido. En 1942 se censuró en la farmacopea de Estados Unidos, y el Merck Index la borró de su catálogo en 1950. La farmacopea de la India continuó incluyéndola hasta 1966.

Sin embargo, a pesar de las prohibiciones, la anti-propaganda y los rechazos de los gobiernos de EEUU y de otros países, la gente sigue redescubriendo los efectos médicos del cannabis, y se han publicado centenares de artículos científicos sobre sus saludables beneficios.

El cáñamo y la visión nocturna

Cuando M. E. West, del Departamento de Farmacología de la Universidad de las Indias Occidentales, acompañó a la tripulación de un barco pesquero durante una noche oscura, comprobó la creencia popular jamaiquina de que un extracto de ron de cannabis mejora la visión nocturna: «Al romper el día, era imposible creer que alguien pudiera navegar en lancha, sin brújula y sin luz, por parajes tan traicioneros.

Entonces quedé convencido de que el hombre que había tomado el extracto de ron de cannabis tenía mucho mejor visión que yo, y que no se trataba de un efecto subjetivo. Nótese que, después de tomar el extracto, el pescador dejó transcurrir entre media hora y una hora antes de hacerse a la mar. Y me dijeron que el efecto en su visión era la misma si fumaban cannabis que si la tomaban en extracto. Con el tiempo, el doctor West y el médico oftalmólogo Albert Lockhart prepararon una sustancia no psicoactiva, llamada *cannasol*, que tuvo un marcado efecto sobre la presión intraocular y produjo «una significativa mejoría de la visión nocturna».

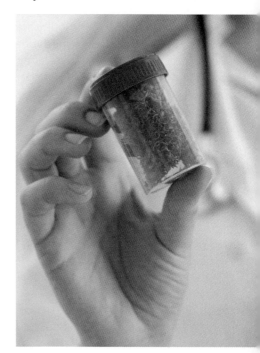

Algunos usos terapéuticos

Cada vez son más abundantes las investigaciones y evidencias científico – médicas que apoyan las aplicaciones terapéuticas de los cannabinoides más importantes: el tetrahidrocannabinol (THC), el cannabinol (CBN) y el cannabidiol (CBD), de los que presentamos un somero resumen, y en el capítulo siguiente veremos con más detalle. Insistimos en que, de todas las aplicaciones y formas de utilización del cannabis, fumarlo es la menos saludable.

Glaucoma ocular

El aumento no detectado de la presión intraocular (PIO) produce daños irreparables a la retina y a los nervios

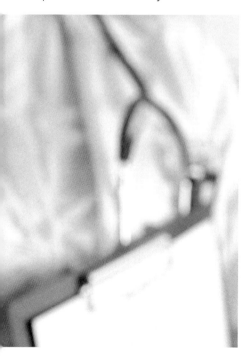

ópticos; es una enfermedad que afecta a millones de personas, y provoca ceguera .

El glaucoma se controla hasta cierto punto con medicamentos, todos con peligrosos efectos secundarios... excepto el cannabis. Se sabe que, después de media hora de fumar cannabis, la PIO se reducía en un 25%.

También se reducían 50% tanto el flujo de lágrimas como la presión del pulso ocular, sin que se desarrollara tolerancia. Este efecto es producido por los extractos de THC o de cannabis administrados de manera oral o intravenosa, o bien aplicados tópicamente.

En caso de dificultades respiratorias

Desde hace al menos tres mil años, el cannabis proporciona alivio a los asmáticos; se empleó ampliamente con ese propósito sobre todo en el siglo XIX. La inhalación de humo de cannabis produce broncodilatación durante una hora. El efecto broncodilatador del THC ingerido oralmente dura hasta seis horas, pero no es tan potente como el fumar cannabis. Los aerosoles con THC no son tan eficaces corno fumar cannabis, por que el THC en aerosol tiene un efecto irritante en las vías respiratorias.

El THC en rnicroaerosol ha demostrado hasta 60% de eficacia corno broncodilatador, con mínimos efectos mentales y sin efectos en el sistema parasimpático. Además, el THC impide que el enfisema se extienda y suprime la tos. Se ha empleado asimismo con éxito en el tratamiento de la tosferina.

Antiemético
En la década de 1970, los pacientes sometidos a quimioterapia debido a la enfermedad de Hodgkin y a otros cánceres, descubrieron que cuando fumaban cannabis antes de las sesiones de quimioterapia, sufrían menos nauseas y vómitos. Se cree que los pacientes jóvenes toleran mejor que los mayores los efectos secundarios del cannabis. Un estudio del que se informa en el *New England Journal of Medicine* indicaba que la náusea y los vómitos se controlaban con THC en el 81% de los pacientes.

Los pacientes de quimioterapia que utilizan el cáñamo como medicina suelen preferir el cannabis fumado en vez de ingerir el THC sintético (*Marinol*), porque generalmente vomitan antes de que la píldora produzca efecto (al cabo de tres horas). Fumar permite al paciente aspirar la dosis bocanada a bocanada, y la medicina produce su efecto en cuestión de minutos. El THC sintético también pierde su eficacia tras unos cuantos tratamientos, y es caro.

Un método eficaz de ingerir cannabis consiste en preparar un extracto con mantequilla clarificada, administrándola en supositorios con la cápsula perforada. Y sobre la mantequilla de cannabis, ver pág. 102 y 107.

Una encuesta aplicada en 1990 en la Universidad de Harvard, a miembros de la Sociedad Norteamericana de Oncología Clínica, reveló que el 44% de los 1.035 encuestados aceptaron que habían recomendado el uso ilegal de cannabis por lo menos a un paciente de cáncer que recibía quimioterapia. Casi la mitad de los encuestados admitió que «recetarían fumar cannabis a algunos de sus pacientes si fuera lícito».

Como inhibidor de tumores
Se ha descubierto que el THC y el CBN inhiben el tumor pulmonar de Lewis. Uno y otro inhibieron del 25 al 82% el crecimiento del tumor primario y aumentaron en la misma proporción la esperanza de vida de ratones cancerosos. Las propiedades anti-tumorosas del THC y el CBN son discriminativas, ya que reducen las células de los tumores sin dañar las células normales.

Anticonvulsivo
En medicina popular es bien conocida la capacidad del cannabis para controlar los espasmos y las convulsiones. El primer informe europeo de este efecto fue publicado por el doctor Williarn O'Shaughnessy, que declaró que «La profesión médica ha adquirido un valiosísimo remedio anticonvulsivo». Miles de víctimas de todo tipo de convulsiones y espasmos, de la epilepsia, de distintas formas de parálisis, incluyendo la paraplejía, la cua-

driplegia, la distrofia muscular (DM) y la esclerosis múltiple (EM), así corno del mal de san Vito y de las neuralgias concomitantes, elogian el singular efecto relajante del cannabis.

Los relatos populares sobre su eficacia animaron a que se efectuaran estudios clínicos que demostraron que el cannabidiol (CBD) puede ayudar a muchos pacientes a librarse casi por completo de las convulsiones sin intoxicarse, sin sufrir alteraciones conductuales y sin desarrollar tolerancia.

Un investigador descubrió un «efecto limitado del cannabis fumado en el alivio de los espasmos de la esclerosis múltiple, mientras que otros han encontrado que el THC también es útil en el tratamiento de la distrofia muscular».

Antibiótico

Los ácidos cannabinoides inhiben y matan eficazmente a las bacterias gram-positivas, como los estafilococos y los estreptococos. Se ha recomendado la aplicación tópica de un extracto alcohólico de cannabis en el tratamiento de los organismos resistentes a la penicilina.

Un grupo de investigadores informó de un caso en el cual un patólogo sufrió un corte en el pulgar durante una disección. El dedo se le infectó severamente y se resistía totalmente a otros antibióticos. La amputación se hizo imprescindible, pero en el último momento la infección cedió al aplicarle extracto de cannabis.

De la misma manera se han tratado con éxito el herpes labialis (inflamación viral recurrente de las membranas mucosas orales), la otitis media (inflamación del oído medio) y las quemaduras de segundo grado. Las preparaciones con cannabis pueden aplicarse a la piel o a las membranas mucosas en forma de ungüento, cataplasma o rocío.

Como antidepresivo

Ya en 1843, Jacques-Joseph Moreau de Tours elogió el valor del hachís para el tratamiento de la melancolía. En *El hachís y las enfermedades mentales* escribió: «Uno de los efectos del hachís que rne impresionó con más fuerza y que por lo general recibe más atención es esa excitación maniaca acompañada siempre por un sentimiento de alegría y regocijo que es inconcebible para quienes no lo han experimentado... Lo que se produce es realmente la felicidad».

En 1944, el doctor George Stockings informó que el cannabinoide sintético *Synhexyl* era «un nuevo euforiante para los estados mentales depresivos», sobre todo en el tratamiento de la depresión neurótica, que es la alteración psiquiátrica más común que se encuentra en la práctica clínica. Stockings concluyó: «La coexistencia de alguna enfermedad orgánica no contraindica su uso, y además es conveniente para los pacientes externos. Su uso no interfiere con otras medidas terapéuticas, corno la terapia ocupacional o la psicoterapia. No implica los riesgos y las desventajas de tratamientos más drásticos».

Para controlar la inflamación

El efecto balsámico del cannabis en las afecciones inflamatorias se conoce desde hace siglos.

Los tratamientos tradicionales con esteroides y antihistamínicos ejercen un efecto limitado en el control del problema, que puede amenazar la vida y desfigurar el cuerpo si se complica con una infección.

Los investigadores han mostrado que el THC tiene efecto antihistamínico. El *European Journal of Pharmacology* publicó los resultados de un estudio en el que se indicaba que la administración oral de THC es 20 veces más potente que la aspirina y dos más que la hidrocortisona en la inhibición de edemas.

Se descubrió que el CBD inhibe un 90% los eritemas en dosis de solo 100 rnicrogramos (el THC solo produjo el 10% por ciento de inhibición).

En 1990 se publicó en EE.UU. una patente que describe una sencilla mezcla acuosa de hidróxido de calcio y aceite de semillas de cáñamo, empleada corno tratamiento para quemaduras, úlceras por decúbito, y otras afecciones de la piel.

Antiartrítico

El *Times of London* informó en 1994 que «la demanda de cannabis entre los pensionados británicos asombra a los médicos, a la policía y a los abastecedores. Los ancianos utilizan la droga para aliviarse el dolor de padecimientos corno la artritis y el reumatismo. Al tratar de abastecerse, muchos infringen la ley por primera vez en su vida».

El caso es que ya Plinio el Viejo recomendaba cannabis para el tratamiento de la artritis, algo por otra parte bien conocido en zonas tan distintas como la India y Jamaica.

Como analgésico

Durante miles de años se han empleado preparaciones de cannabis para aliviar el dolor. Existen estudios actuales que muestran los efectos analgésicos del cannabis y sus derivados y análogos en animales, pero en los humanos se han obtenido resultados contradictorios. El extracto de alcohol de cannabis subraya los efectos de otros analgésicos.

■ **Para médicos y hospitales.** En dosis bajas, el THC aumenta el efecto analgésico de la morfina en un 500%. Con doble dosis de THC, el efecto de la morfina es diez veces mayor. Según Sandra Welch, «Una gran ventaja de combinar el cannabis con morfina sería la de reducir tanto la proporción de morfina como un importante efecto secundario de esta: la depresión del sistema respiratorio».

Para aliviar el insomnio

En 1890, el médico británico J. Reynolds recomendó ampliamente el

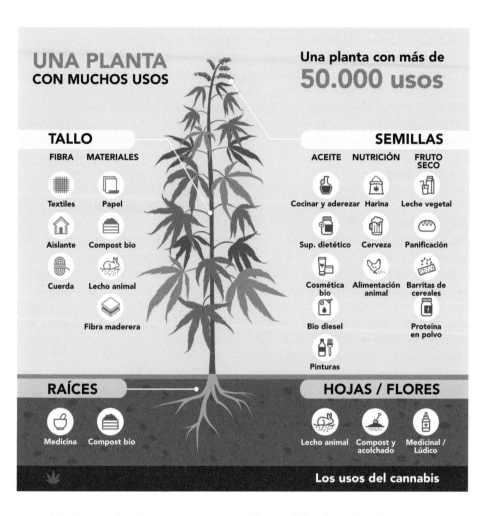

UNA PLANTA
CON MUCHOS USOS

Una planta con más de
50.000 usos

TALLO

FIBRA **MATERIALES**

Textiles | Papel
Aislante | Compost bio
Cuerda | Lecho animal
 | Fibra maderera

SEMILLAS

ACEITE **NUTRICIÓN** **FRUTO SECO**

Cocinar y aderezar | Harina | Leche vegetal
Sup. dietético | Cerveza | Panificación
Cosmética bio | Alimentación animal | Barritas de cereales
Bio diesel | | Proteína en polvo
Pinturas | |

RAÍCES

Medicina | Compost bio

HOJAS / FLORES

Lecho animal | Compost y acolchado | Medicinal / Lúdico

Los usos del cannabis

cannabis (var. indica) para pacientes de lo que él llamó entonces «insomnio senil» y dijo: «En este tipo de casos, no he encontrado nada tan útil corno una pequeña dosis de cáñamo indio», que conserva su eficacia durante años, sin producir tolerancia. El CBD induce el sueño en los insomnes, con menos sueños y sin efectos secundarios.

Para aliviar la migraña

El cannabis se había empleado de forma habitual para aliviar las migrañas, como puede leerse en un ejemplar de 1887 de la revista *Therapeutic Cazette*.

En 1890, el doctor J. Reynolds afirmaba en *The Lancet* que «muchas víctimas de esta enfermedad han mantenido a raya su sufrimiento tornando cáñamo en cuanto amenaza o comienza el ataque". Existen abundantes informaciones médicas de la época sobre este uso. En *The Principies and Practice of Medicine* {1913), el doctor Williarn Osler afirmó que «probablemente la cannabis es el remedio más satisfactorio» para las migrañas.

En ginecología

El cannabis se ha empleado con éxito en el tratamiento de la *hiperemesis gravidarum*, enfermedad matutina de las embarazadas que consiste en vómitos y náuseas constantes. El cannabis reduce el dolor y aumenta las contracciones uterinas más deprisa que los alcaloides del cornezuelo del centeno. Las nativas de Sudáfrica utilizan el cannabis (allí lo llaman *dagga*) corno recurso para facilitar el parto. Es también un valioso remedio en el tratamiento de la mastitis, la dismenorrea, los dolores menstruales y postparto, y se ha empleado para aumentar la lactancia. En 1883, el doctor John Brown recomendó el uso de cannabis para las disfunciones uterinas, asegurando que: «No hay medicina que haya tenido tan buenos resultados (...) puedo decir que es un remedio específico para la menorragia (sangrado uterino excesivo)».

Herpes

Si bien un informe publicado en un importante diario sobre inmunología indicaba que el THC reduce la resistencia al virus del herpes sirnplex, otro estudio demostró que el THC se fija a dicho virus y de esta manera lo inactiva. Mediante la aplicación tópica de un extracto de alcohol de isopropil de cannabis se han aliviado los síntomas de las úlceras de herpes, se evita la formación de ampollas y las llagas desaparecen en el transcurso de un día. Asimismo, el cannabis alivia los síntomas de la gonorrea y la sífilis.

Colitis, úlcera péptica

Después de consumir cannabis los ácidos estomacales disminuyen, por lo que es recomendable en el tratamiento de úlceras pépticas, colitis, ileitis, colon espástico y gastritis. En el decenio de 1890 se emplearon preparaciones de cannabis para estos padecimientos.

Cannabis en animales. Usos veterinarios

En Asia, el cannabis se emplea extensamente para tratar las enfermedades de los animales. Normalmente se usa para alimentar a los elefantes y bueyes, a fin de aliviarles la fatiga y hacer que sean más fuertes y resistentes.

Las hojas de cáñamo silvestre se queman en pilas para desinfectar los establos y graneros, así corno para tratar problemas respiratorios. Al ganado se le da un bolo de flores de cáñamo, azúcar y cereal, para tratamiento de los cólicos, el estreñimiento, la diarrea, los gusanos y una forma de difteria llamada comalia. Al ganado vacuno se le da bhang antes de aparearlo y luego, para que produzca más leche.

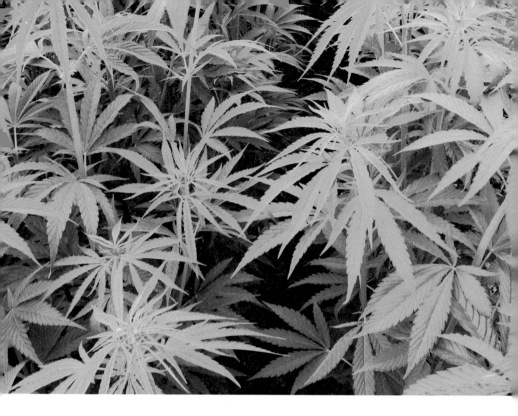

Las aves que se alimentan regularmente con semillas de cáñamo, no necesitan hormonas para engordar y producen más huevos. Las semillas de cáñamo molido tienen un efecto parecido al picoteo en la dieta de los pollos, ya que les conservan los intestinos sin arrugas ni desgaste.

Efectos físicos y mentales del cáñamo

EFECTOS FÍSICOS
■ Fumar exageradamente cannabis (varias veces al día) produce una ligera constricción de las vías respiratorias. Fumarla moderadamente ejerce pocos efectos en la respiración, salvo la broncodilatación. La mecánica de la ventilación y el intercambio de gases siguen siendo normales, excepto por un efecto transitorio de estimulación sobre el consumo de oxígeno y la ventilación de CO_2. El THC no es depresor de la respiración.

■ El fumar crónico puede producir inflamación, sinusitis, faringitis, bronquitis y tos con producción. Si se disminuye el consumo se logra alivio, pero con los antibióticos no. El cannabis reduce el flujo de saliva de la glándula submaxilar, produciendo sequedad en la boca.

■ El efecto del cannabis fumado podría acelerar los cambios malignos, pero no iniciarlos. El narguile tradicional sirve muy bien para mitigar los irritantes efectos del humo de cannabis.

■ El efecto más evidente e inmediato de fumar o ingerir cannabis es un rápido aumento del ritmo cardiaco (hasta 90 latidos por minuto), lo que disminuye en el lapso de una hora y no constituye ningún peligro para una persona sana. La presión sanguínea puede subir ligeramente, y puede haber hipotensión postural.

■ Después de fumar diariamente durante dos o tres semanas, los fumadores adquieren tolerancia a los efectos cardiacos y psicotrópicos del THC. No obstante, existe riesgo para las personas con enfermedades vasculares, que no deben comprometer su salud consumiendo cannabis.

■ El THC produce hipotermia (baja temperatura corporal) en animales; empero, este efecto no se ha observado en los experimentos con humanos, o bien se ha presentado escasamente, en dosis altas. En cambio aumenta la temperatura de la piel, el metabolismo y el ritmo cardiaco; sin embargo, la temperatura interna permanece invariable. El cannabis inhibe también la sudoración.

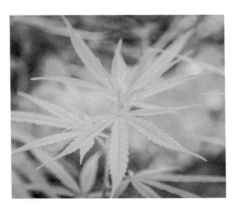

Toxicidad

El cannabis no es tóxico. Se ha calculado que habría que fumar 800 cigarrillos de cannabis para provocar una reacción fatal, e incluso en estos casos probablemente primero se recibiría una dosis letal de monóxido de carbono. En comparación, basta con 60 mg de nicotina o 300 ml de alcohol para obtener un efecto mortal.

«Informes» sobre efectos cerebrales

En el decenio de 1970 se desató mucha controversia debido a los informes sensacionalistas que afirmaban que fumar cannabis dañaba el cerebro. Solo dos estudios lograron producir resultados que corroboraran estas afirmaciones, y ambos son notables por la terrible calidad de su metodología.

En uno de los estudios participaron animales a los que se obligó a aspirar gran cantidad de humo de cannabis en unos cuantos minutos, a través de una máquina, sin que pudieran respirar normalmente. El humo los sofocó. Hemos de suponer que estos investigadores sabían que la falta de oxígeno provoca daños cerebrales.

El segundo estudio, publicado en *The Lancet* en 1971, informó que los cerebros de diez fumadores consuetudinarios de cannabis mostraban señales de atrofia cerebral. Los resultados se pusieron en duda, por no hablar de los científicos, cuando se supo que la mitad de los sujetos eran esquizofrénicos, tres habían sufrido golpes en el cabeza, uno padecía retraso mental, uno era epiléptico, y los diez procedían de una clínica psiquiátrica. Además, todos habían recurrido a lisérgicos, opiáceos, tranquilizantes y otras drogas.

**«Podrían pensar
que no es tan mala»**

Los argumentos de James O. Mason, jefe el Servicio de Salud Pública de EE.UU, ejemplifican la reacción del gobierno de su país ante la abrumadora evidencia de los estudios que señalan las cualidades benéficas del cannabis. Mason comenzó a aplicar el programa IND, que proporcionaba cannabis legalmente a un grupo experimental de pacientes con SIDA y cáncer. Debido a ello, en 1991 llovieron peticiones de enfermos de SIDA que solicitaban cannabis.

En lugar de ampliar el programa, Mason lo canceló dando estas razones: «Si se advierte que el Servicio de Salud Pública anda por ahí repartiéndole marihuana a la gente, se creerá que esta cosa no puede ser tan mala.»

EFECTOS MENTALES

El cannabis produce toda una gama de efectos de percepción: entre ellos, cambios de humor, facilitación de la conducta interpersonal y disminución de la conducta agresiva. Y actúa de forma muy personalizada; en general el cannabis hace a la gente feliz, sociable y pacífica. El psicólogo transpersonal Charles Tart ha registrado una variedad de fenómenos de percepción resultantes del uso de cannabis. Algunas de las percepciones visuales características son los patrones, las imágenes vívidas y una mejor visión periférica. Son menos frecuentes las alucinaciones, las auras y los cambios de dimensión.

Los sentidos del gusto, el olor, el tacto y el oído adquieren nuevas cualidades y mayor intensidad.

Con frecuencia, la intoxicación con cannabis produce un fuerte deseo de comer dulces; el sentido del tiempo siempre se distorsiona y los acontecimientos parecen durar mucho más de lo que duran en realidad. Otro efecto común es un fuerte sentimiento de encontrarse «aquí y ahora» y el fenómeno de *deja vu*.

Con frecuencia se informa de fenómenos paranormales manifiestos como la ernpatía, la intuición y la telepatía, así como de experiencias místicas.

El cannabis se considera afrodisíaco. Las emociones adquieren más fuerza. Los consumidores con frecuencia informan que con el cannabis se sienten más infantiles y abiertos a la experiencia.

Efectos adversos

La mayoría de los casos conocidos ocurren en la India y en el Medio Oriente, donde los productos de cannabis son más fuertes y su consumo está más extendido que en Europa y América.

Una tercera parte de quienes normalmente consumen cannabis experimentan confusión y reacciones paranoides o alucinaciones adversas, pero solo en ambientes desfavorables y con dosis altas. Este problema se presenta con más frecuencia cuando el cannabis se ingiere, aparentemente porque la dosis no se controla con tanta facilidad corno cuando se fuma. Rara vez se busca tratamiento médico, porque en la mayoría de los casos la situación se controla fácilmente.

El llamado «síndrome del cerebro agudo», atribuido al abuso de cannabis, se distingue por confusión mental, alteraciones perceptuales, desorientación, dispersión del pensamiento y de la conducta, alteraciones de la memoria y de los patrones del sueño y cambios en el control psicomotor. Los síntomas se desarrollan rápidamente y asimismo fluctúan con rapidez. El síndrome se manifiesta mientras se usa y con la abstinencia desaparece enseguida.

Memoria y aprendizaje

Así como por un lado el cannabis puede mejorar la receptividad empática y conceptual, por el otro dificulta el aprendizaje de memoria. Por lo general se afecta el recuerdo, aparentemente debido a la falta de concentración. Numerosos tests han demostrado que posee efectos adversos en la memoria a corto plazo, los cuales persisten durante dos o tres horas, o más todavía.

Dependencia

Según el Manual de Merck para el diagnóstico y la terapia (1987): *la administración crónica o periódica de cannabis o de sustancias derivadas de ella produce cierta dependencia psíquica debido a los efectos subjetivos deseados; en cambio, no produce dependencia física; cuando la droga deja de usarse no hay síndrome de abstinencia.*

El cannabis puede usarse de manera episódica pero continua sin que haya muestras de disfunción social o psíquica. Probablemente a muchos usuarios se les aplica incorrectamente el término de dependientes con sus connotaciones obvias... La principal oposición a la droga tiene bases morales y políticas, no toxicológicas.

Pero el estigma en contra del cannabis estaba tan extendido durante el apogeo de la política de intolerancia, que el Manual de Merck consideró necesario suavizar y atenuar sus hallazgos científicos.

Abuso, dependencia y síndrome amotivacional

«La experimentación con cannabis de ninguna manera conduce al abuso, y menos aún al uso de sustancias estupefacientes», concluyen diferentes estudios sobre el tema. Se considera que los jóvenes que se vuelven adictos tienen en común tres factores psicológicos que los predisponen: «1) mal control de los impulsos; 2) infelicidad (eran ansiosos y estaban angustiados o deprimidos); y 3) tenían pocos amigos y no participaban en deportes o en actividades familiares».

En una comparación de consumidores de cannabis con abstemios, los abstemios lograron una puntuación ligeramente más alta en los tests psicológicos de sociabilidad, comunalidad, responsabilidad y logros, en parte porque «se sometían excesivamente a la autoridad externa, tenían escasos intereses y se controlaban demasiado». Los que fumaban cannabis obtuvieron puntuación más alta en los logros independientes y tenían mejor percepción social y más sensibilidad ante los sentimientos y necesidades de los demás. Los investigadores sacaron la conclusión de que quienes fuman cannabis poseen «toda la mo-

tivación necesaria para tener éxito en la universidad»

Se dio en cambio cierta polémica sobre el llamado «síndrome amotivacional», debido a la polémica que genera propio tema —relacionado con la llamada «Iglesia del Progreso»—, y a que se hicieron estudios en personas con problemas psiquiátricos. Todo ello contrasta con unas investigaciones que se llevaron a cabo en Jamaica. El Estudio de Jamaica encontró que la *ganja* permitía a la gente trabajar más, más rápido y por más tiempo: «Para tener energía, tornan cannabis por la mañana, durante los descansos en el horario de trabajo, o inmediatamente antes de un trabajo especialmente desgastante... los efectos de dosis pequeñas de *ganja*

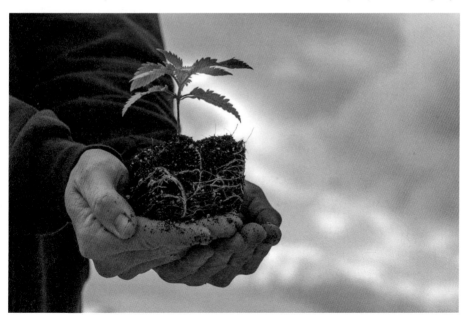

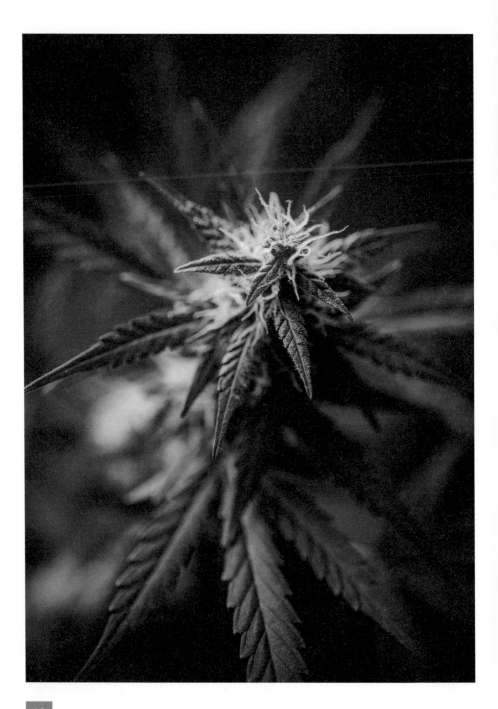

en un ambiente natural son insignificantes, mientras que la concentración en la tarea laboral aumenta notablemente después de fumarla.»

Los investigadores de Jamaica declararon que «la creencia de que la *ganja* actúa corno estimulante para el trabajo, así corno la conducta que provoca, hacen dudar francamente de la universalidad de lo que los textos han descrito corno «síndrome amotivacional»; asimismo citaron al célebre médico Dr. Andrew Weil, que sugiere que en EE.UU. «la amotivación (es) una causa de fumar marihuana excesivamente, más que lo contrario».

¿Qué hemos de pensar de las afirmaciones de que la misma sustancia hace que los animales y los trabajadores jamaicanos trabajen más, pero le resta energía y ambiciones a los adolescentes americanos? Quizá estos efectos no se excluyen mutuamente, corno parece a primera vista. La clave está en la interpretación que se da en el siglo XX a «amotivacional», y en el conocido efecto psicoactivo que tiene el cannabis de suspender el tiempo.

El momento presente

Contentarse con el tiempo que transcurre en el momento, con el «aquí y el ahora», ayuda a aliviar el tedio del trabajo físico de un jamaiquino, pero la misma mentalidad del «aquí y ahora» es mortal para la moderna Iglesia del Progreso, que predica la competencia para que sobreviva el más apto, y cuya motivación es la promesa de riquezas materiales.

El cáñamo destaca el momento presente, la ernpatía y el pensamiento independiente, y esto constituye impugnación de toda esta ideología. ¿Para qué dedicar horas interminables a acumular riquezas a fin de comprar una felicidad y una satisfacción que ya se encuentran dentro de nosotros siempre y en todo momento?

Dudar de la sabiduría de las motivaciones del siglo XX se convierte en un «síndrome amotivacional». En este sentido, el cáñamo podía convertirse en una amenaza muy real para la cultura moderna, por eso el mundo empresarial y sus aliados gubernamentales se proponían acabar con él.

Neurología

El descubrimiento de que en el cerebro humano hay receptores específicos para los cannabinoides zanja la discusión sobre si son apropiados para los seres humanos. El receptor mencionado es una proteína que se encuentra en la superficie de la célula; dicha proteína activa las proteínas G intracelulares y desata una serie de reacciones químicas que producen euforia.

En 1984, Miles Herkenham y sus colegas del *National Institute of Mental Health* (EE.UU.) localizaron los receptores de cannabis en el cerebro, empleando unos análogos radioactiados de THC que produjo el *Pfizer Central Research*. Se descubrió que el hipocampo tenía más receptores en donde se consolida la memoria y donde traducirnos el mundo exterior en un mapa espacial y cognoscitivo, así como en la corteza cerebral, donde se efectúa el conocimiento intelectual.

En la parte del cerebro donde se controlan los sistemas automáticos de apoyo vital hay muy pocos receptores. Acaso esto explica porqué es prácticamente imposible morir por una sobredosis de cannabis. Quizá la presencia de receptores de THC en los ganglios basales, área del cerebro que interviene en la coordinación de los movimientos, permite que los cannabinoides eliminen los espasmos. Algunos receptores se encuentran en la médula espinal, y tal vez ahí se produce la actividad analgésica del cannabis. En los testículos se encuentran unos cuantos receptores, lo que explicaría los efectos del THC en la espermatogénesis y en el apetito sexual.

Anandamida

En 1992, William Devane identificó un neurotransmisor parecido a los canabinoides producidos por el cerebro humano, el cual producía efectos biológicos y conductuales similares a los del THC, y lo llamó anandamida (*ananda* significa «dicha»). En otras palabras, ahora contamos con evidencias científicas de lo que muchas culturas han sabido todo el tiempo: que la mente humana solo recibe con tanta naturalidad como al cáñamo a un puñado de plantas de este planeta.

Es impresionante la concentración de receptores cannabinoides en las áreas del cerebro dedicadas a los procesos mentales superiores: la memoria, el conocimiento y la creatividad. Hasta el punto que quizá podamos preguntarnos: ¿Fue una casualidad que la primera aparición del cáñamo en el mundo, hace diez milenios, coincidiera con la primera explosión de la creatividad del ser humano reflejada en las primeras civilizaciones?

Ya sea adrede o por coincidencia, el lazo entre el cáñamo y la mente humana es antiguo. Hemos empleado esta planta para alimentarnos, vestirnos, estimularnos y curarnos, y esta relación ha resultado tan fructífera como la relación entre los humanos y los caninos.

Y así corno el mejor amigo del hombre ha salido de los bosques y las sabanas para asentarse en un rincón de la morada familiar, el cáñamo, tras diez milenios de servicio, se ha ganado un lugar de confianza en nuestros hogares.

Cannabis terapéutico

Aplicaciones del cannabis en trastornos y enfermedades

Tras décadas de investigaciones, un descubrimiento

Según los excelentes trabajos del Dr. Franjo Grotenhermen, en 1942 ya se sabía que la sustancia más activa era la llamada por los científicos charas-tetrahidrocannabinol, o simplemente THC. Pero por aquel tiempo no se conocía todavía su estructura química exacta. Lo que sí se conocía era el paso de la síntesis biológica de cannabidiol a cannabinol, pasando por THC. Loewe señaló en su trabajo que el charas-THC tenía propiedades para calmar las convulsiones y los dolores.

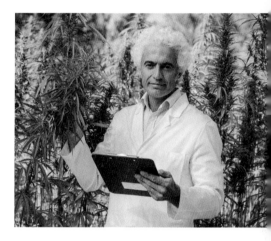

En la década de 1940 se empleó por primera vez el THC en terapia, en un tratamiento del síndrome de abstinencia de opiáceos. También en los años cuarenta se produjeron y se probaron en estudios clínicos los primeros cannabinoides sintéticos.

La más importante de estas sustancias era el pyrahexyl (*Synhexyl®*), un derivado del THC. Thompson y Proctor informaron en 1953 sobre el éxito del empleo del *Synhexyl®* y otros compuestos análogos en el síndrome de abstinencia de alcohol. Constataron también un mínimo, pero claro, efecto en el caso de la desintoxicación de opiáceos.

El cuerpo humano produce cannabinoides

El interés por la investigación del cannabis despertó de nuevo en 1964, cuando los científicos israelíes Gaoni y Mechoulam identificaron la estructura química exacta del D9-tetrahidrocannabinol (delta-9-tetrahidrocannabinol), también llamado D9-THC o simplemente THC. A partir de ese mo-

---

A lo largo del libro, y especialmente en este capítulo, hemos evitado la inclusión de citas y fuentes con la finalidad de dar fluidez a la lectura. Todas las informaciones de carácter terapéutico que hemos incluido se basan o corresponden con estudios e investigaciones clínicas o equivalentes.

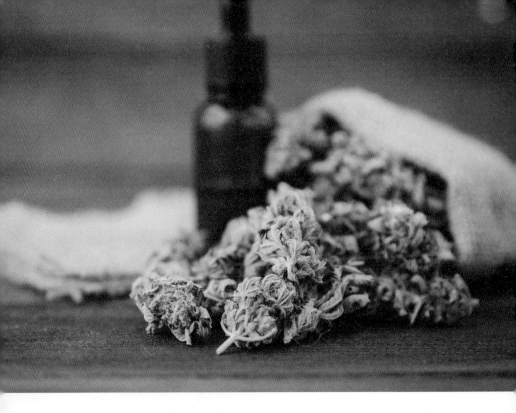

mento se produjo un verdadero auge en la investigación de la química, del metabolismo y de los posibles efectos dañinos y beneficiosos del cannabis y de los distintos cannabinoides.

Otro hito fue, a principios de la década de 1990, el descubrimiento del sistema cannabinoide con sus receptores específicos y los cannabinoides producidos por el cuerpo humano, los endocannabinoides.

Sustancias activas medicinales

Hasta ahora se han descubierto más de 500 principios activos naturales del cannabis, que se encuentran también, en su mayoría, en otras plantas y animales. La mayor parte de ellos no tienen efectos farmacológicos (o solo muy pocos). Entre estas sustancias encontramos entre otras: aminoácidos, proteínas, azúcares, terpenos, cannabinoides, flavonoides, vitaminas, carbohidratos, alcoholes, aldehídos, cetonas, ácidos grasos y pigmentos.

Unos 120 compuestos del cannabis pertenecen al grupo químico de los terpenos, más conocidos con el nombre de aceites volátiles. En una misma planta solo hay una parte de estas más de 500 sustancias; existe una diferencia en la composición según los distintos tipos de plantas. La composición de los terpenos, por ejemplo, es distinta según la variedad de cannabis, que están clasificadas entre índicas o sativas.

Los componentes específicos de la planta, los cannabinoides, prácticamente solo aparecen en el cáñamo, y en dos tipos de musgo que no se dan en Europa: el *Radula perrottetii* y el *Radula marginata*, todavía en estudio.

Cannabinoides

Gracias a los científicos se han podido identificar hasta ahora más de 100 cannabinoides en el cannabis, que se pueden dividir en diez tipos según sea su estructura química básica, como el cannabigerol (CBG), el cannabicromeno (CBC), el cannabidiol (CBD), el delta-9-THC y el cannabinol (CBN), por nombrar los cinco más importantes.

Otros cannabinoides: el delta-8-tetrahidrocannabinol (delta-8-THC), el cannabiciclol (CBL), el cannabielsoina (CBE), el cannabinodiol (CBND) y el cannabitriol (CBTL). Aparte existen algunas formas mixtas.

A cada tipo pertenecen varios cannabinoides que se diferencian entre sí, por ejemplo, en la longitud de la cadena lateral en la molécula principal. Hay en total nueve cannabinoides que pertenecen al grupo del delta-9-THC.

La mayor parte de las veces solo se encuentran en una planta entre tres y cuatro cannabinoides en una concentración importante, mientras que los otros no aparecen o solo están presentes en pequeñas cantidades. En los tipos de cáñamo de los que se extrae la marihuana y el hachís hay una alta concentración de delta-9-THC –entre 1% y 25%–, mientras que en el cáñamo industrial frecuentemente predomina el cannabidiol, con una concentración de 0,5% o 2%. Algunas variedades de cáñamo industrial también contienen relativamente mucho cannabigerol (CBG). En la Unión Europea solo se permite una concentración máxima de 0,2 % de THC en el cáñamo industrial, para evitar el estado de embriaguez producido por el cannabis.

cannabidiol

El THC y sus efectos

El delta-9-tetrahidrocannabinol tiene efectos muy diversos. Es el responsable de los efectos psíquicos típicos de la marihuana y el hachís, y también de la mayor parte de las propiedades medicinales de los productos derivados del cannabis: sube el ánimo, relaja los músculos, tiene un efecto antiepiléptico, inhibe las náuseas, estimula el apetito, actúa como antibiótico, reduce la fiebre, la presión intraocular, dilata los bronquios, tranquiliza y mitiga los dolores.

En Alemania, Austria, Suiza y algunos otros países, los médicos pueden prescribir (como estupefaciente) el THC con la denominación común internacional (DCI) de dronabinol. La dosis normal diaria de THC (dronabinol) está entre los 5 mg y los 30 mg.

El cannabidiol (CBD) no tiene efectos psíquicos y, administrado en dosis lo suficientemente elevadas, puede contrarrestar los efectos psicoactivos del THC. Además, actúa como sedante, antiepiléptico, antipsicótico, anti-

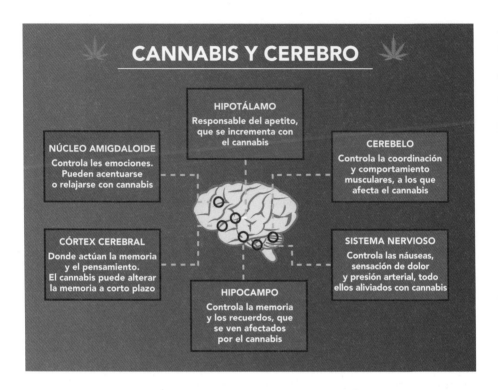

CANNABIS Y CEREBRO

HIPOTÁLAMO
Responsable del apetito, que se incrementa con el cannabis

NÚCLEO AMIGDALOIDE
Controla les emociones. Pueden acentuarse o relajarse con cannabis

CEREBELO
Controla la coordinación y comportamiento musculares, a los que afecta el cannabis

CÓRTEX CEREBRAL
Donde actúan la memoria y el pensamiento. El cannabis puede alterar la memoria a corto plazo

SISTEMA NERVIOSO
Controla las náuseas, sensación de dolor y presión arterial, todo ellos aliviados con cannabis

HIPOCAMPO
Controla la memoria y los recuerdos, que se ven afectados por el cannabis

inflamatorio, disminuye la ansiedad (ansiolítico) y reduce la presión intraocular. Además, el cannabidiol refuerza las propiedades del THC como inhibidor de los dolores. Las dosis diarias de cannabidiol en algunos estudios iban de los 32 mg hasta los 800 mg. En un exitoso estudio con pacientes esquizofrénicos realizado en la Universidad de Colonia (Alemania) con CBD, se administraba una dosis diaria de 800 mg.

Como el cannabidiol, la mayor parte del resto de cannabinoides no tiene efectos psíquicos, y si los tienen son mínimos. El cannabinol (CBN), el cannabigerol (CBG) y el cannabicromeno (CBC) poseen efectos farmaco-

lógicos, pero hasta ahora no se han investigado o se han estudiado muy poco.

Antioxidantes y otras sustancias activas

Las sustancias activas farmacológicas más importantes del cáñamo son el THC (dronabinol) y en menor medida el CBD (cannabidiol). Contiene, sin embargo, un buen número de otros compuestos que podrían ser útiles en medicina, como algunos **aceites esenciales** (terpenos) y algunos **flavonoides**.

En el cáñamo hay **21 flavonoides distintos**; la mayoría se puede encontrar también en muchas otras plantas. Son sustancias activas secundarias, y hoy en día se las sitúa al mismo nivel que las vitaminas, los minerales y las fibras.

Los flavonoides protegen a las plantas de los rayos ultravioleta y les proporcionan pigmento, como es el caso de las cerezas o las bayas. En el cuerpo humano, algunos flavonoides del cannabis, como la apigenina o la cannflavina A, actúan como antiinflamatorios; y otros, como la quercetina, son sustancias antioxidantes y protegen a las células de los efectos perjudiciales de los radicales libres. La apigenina actúa además contra la ansiedad.

En cuanto a los aceites esenciales, son muy conocidos los efectos de los terpenos en las inflamaciones de la nasofaringe, para las que siempre se han empleado baños de vapor de manzanilla o de otras plantas ricas en aceites esenciales. El eugenol, un terpeno del cáñamo, actúa como antiinflamatorio y antibacteriano. El 1,8-cineol aumenta el riego cerebral, y el linalool mitiga la ansiedad y tranquiliza.

Los efectos farmacológicos de estas sustancias son seguramente muy reducidos, pues las dosis de cannabis que se emplean con fines terapéuticos son muy pequeñas (unos pocos gramos, o incluso menos de uno) y, por tanto, también las que el cuerpo absorbe de los terpenos y flavonoides que contienen.

Química de los cannabinoides

Antes el término 'cannabinoide' se refería únicamente a los cannabinoides del cáñamo. Hoy en día, este término nos sirve también para denominar sustancias sintéticas o endocannabinoides producidos por el propio organismo humano, con los mismos o parecidos efectos a los de los cannabinoides vegetales.

Los cannabinoides vegetales aparecen bajo diferentes formas, pero solo una parte tiene efectos terapéuticos. En la planta, los cannabinoides aparecen sobre todo en forma de ácidos (ácido carbónico) que apenas tienen efectos farmacológicos. Normalmente surten efecto los correspondientes fenoles, que se obtienen fácilmente a partir de estas formas ácidas, por ejemplo calentando el cannabis.

En la planta del ámbito europeo aparece en forma de fenoles menos del 10% del THC total; en las zonas cálidas de África y Asia, por el contrario, puede llegar a ser hasta de un 30%. En la resina del cannabis (hachís) puede aparecer más del 50% del THC en forma de fenoles; por eso puede llegar a tener más efectos si se ingiere sin más, sin calentarla previamente.

También está creciendo mucho el interés por los efectos farmacológicos de los ácidos carboxílicos de los cannabinoides. Los dos ácidos del THC tienen propiedades antiinflamatorias y el ácido del CBD mitiga las náuseas y vómitos.

■ **El jugo de las hojas**. En EE.UU. se está extendiendo el consumo de jugo crudo de hojas de cannabis, que se supone tiene varios efectos sobre la salud hasta ahora poco investigados

El uso de los cannabinoides

Con el calor, los ácidos carboxílicos, que en sí poseen pocos efectos farmacológicos, se pueden transformar en fenoles con efectos medicinales. Por eso, para conseguir un mayor efecto, los productos derivados del cannabis se deben calentar antes de ser consumidos. Lo idóneo es calentar el cannabis por evaporación en un vaporizador, fumarlo en forma de cigarrillo (porro) o con una pipa, cocinarlo o prepararlo en forma de infusión. Pero si se calienta durante demasiado tiempo (varias horas), los cannabinoides se descomponen en sustancias que no producen ningún efecto.

El THC no se puede disolver en agua, pero sí en alcohol y grasas o aceites. Por eso, es aconsejable tomar las infusiones de cannabis con un poco de nata o leche, para, así, poder asimilar mejor los cannabinoides. También se puede tomar en productos de repostería que contengan mantequilla o margarina (ver recetas en pág. 102).

La toma de THC con grasa no supuso, en todos los estudios realizados, un aumento de la biodisponibilidad y, en consecuencia, de su eficacia.

A 0 °C, el THC es una masa resinosa, licua a 20 °C convirtiéndose en un aceite resinoso y entre 140 °C y 150 °C comienzan a volatilizarse los cannabinoides. De ahí que el dronabinol (THC) o la hierba de cannabis se puedan evaporar con vaporizadores convencionales a una temperatura entre los 180 °C y los 210 °C sin que se queme la hierba. A partir de los 230 °C, más o menos, empieza a quemarse la hierba seca del cannabis (produce los mismos efectos que si se inhalaran productos tóxicos).

Preparación

La droga se obtiene a partir de las plantas de cáñamo que están floreciendo o las que ya han florecido. Las plantas femeninas contienen bastante más THC que las masculinas. A los distintos preparados se les da el nombre de hachís y marihuana.

■ El **hachís** se obtiene frotando las hojas, restregando su resina, o cribándola; la marihuana cortando las sumidades floridas o cogollos de la planta. En las brácteas de las sumidades floridas y en la resina de la planta es donde hay una mayor concentración de THC.

La palabra 'hachís' procede del árabe hash, que significa «hierba». Antiguamente se utilizaba para designar diferentes cualidades de la droga y en la actualidad se emplea para hacer referencia a los preparados resinosos en forma de pequeños bloques.

Las distintas formas de obtener la resina indican, en parte, el ori-

> ## Para nombrar el cannabis en América Latina
>
> *Sobre los nombres relacionados con el cannabis, o con sus preparados, también son habituales los nombres ingleses de grass, weed, green y pot.. En España también se le llama maría, grifa o hierba, y en América Latina recibe infinidad de nombres; Moño en Colombia, Bonanza en Bolivia... solo en México, además de «marihuana» se habla de: Doña Juanita, Maripepa, Moravia, Pochola, Yerba del Diablo, Suave, Pechuga de Martiposa... el escritor Jorge García Robles recoge decenas de ellas, y del acto de fumarla, en uno de sus libros.*
>
> *Otros nombres que recibe en otras culturas son bhang, charas, dagga, khif, ganja, diamba, maconha, canapa, chanvre, etc.*

gen de la misma. Así, el hachís de la cuenca mediterránea (Marruecos, Turquía, Líbano) presenta una coloración verde o marrón rojizo («libanés rojo», «turco verde»), mientras que el de Asia (Afganistán, Pakistán, Nepal, India) tiene un color más oscuro («afgano negro»). La concentración de THC en el hachís puede variar mucho, entre un 1% y un 30%. Contiene frecuentemente, al contrario que la marihuana, una gran parte de cannabidiol (CBD).

■ **Las hojas.** El nombre de 'marihuana' procede de Méjico y se emplea para las hojas y las sumidades floridas del cannabis. Hace 30 o 40 años, la concentración de THC en la marihuana solía ser menor que la del hachís. Entretanto, hay un tanto por ciento elevado de variedades de interior con una concentración de THC de entre el 10% y el 20%.

■ El **aceite de cannabis** es el que más THC contiene, hasta un 40% y, eventualmente, más. Se obtiene de las hojas o de la resina del cannabis por medio de extracción con disolventes o de destilación. Es un aceite marrón oscuro y espeso. No debe confundirse con el aceite culinario obtenido a partir de las semillas de la planta, conocido habitualmente como aceite de semillas de cáñamo o, directamente, aceite de cáñamo.

Cannabinoides producidos por el organismo

Algunos cannabinoides vegetales, especialmente el THC, actúan de manera parecida a unas sustancias propias del organismo llamadas endocannabinoides que desempeñan múltiples funciones en el cuerpo humano.

Estos endocannabinoides (del griego 'endon', dentro), o cannabinoides endógenos, son producidos no solo por el organismo humano sino también por el de otros vertebrados (mamíferos, aves) y muchas especies primitivas. El THC y los endocannabinoides se acoplan mediante determinados receptores que se encuentran en la superficie de las células y que provocan sus conocidos efectos. Estos receptores se denominan receptores cannabinoides.

Los endocannabinoides y las enzimas, que aceleran su formación y metabolización en el cuerpo, forman, junto con los receptores cannabinoides, el sistema endocannabinoide que regula el apetito, controla la percepción de la impresión sensorial y de los dolores y coordina los movimientos.

Otros cannabinoides vegetales presentan distintos mecanismos de acción.

■ **Receptores cannabinoides.** En 1987 se demostró por primera vez que los cannabinoides ejercen su acción a través de receptores específicos. Estos receptores cannabinoides se encuentran sobre todo en las neuronas del cerebro y en la médula espinal, aunque también están presentes en las células del corazón, del intestino, del pulmón, de la piel, del aparato urinario, del útero, de los testículos, de las glándulas endocrinas, del bazo y en los leucocitos.

Según dónde se encuentren estos receptores, su activación puede

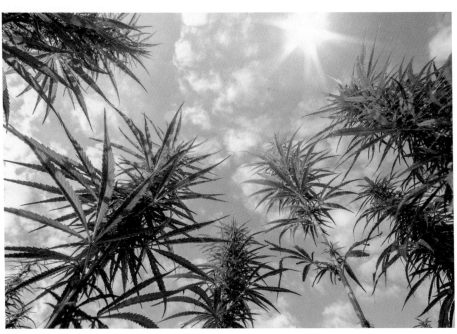

aliviar el dolor, inhibir las inflamaciones, alterar la percepción del tiempo, serenar o tener otros efectos físicos o psíquicos.

Endocannabinoides

Como hemos dicho, en 1992 se descubrió el primer cannabinoide endógeno, al que se le dio el nombre de anandamida. Luego se han ido descubriendo otros (2-araquidonil glicerol y el éter de noladina). Actualmente se conocen aproximadamente 50 sustancias endógenas similares a los endocannabinoides, cuyos efectos todavía se están investigando.

Los endocannabinoides son mensajeros naturales que transmiten al cerebro y a otros órganos la información sobre el estado del cuerpo y que inducen a las células a reaccionar de una forma determinada. Son unos de los neurotransmisores inhibidores más importantes. Así, inhiben la liberación excesiva del neurotransmisor glutamato en el cerebro, que se produce cuando hay una carencia del suministro de oxígeno en el cerebro.

La protección de las neuronas se considera hoy en día como una de las funciones más importantes de los endocannabinoides. Otros neurotransmisores que se ven influidos por ellos son el GABA, la glicina, la noradrenalina, la serotonina, la dopamina, la acetilcolina y los neuropéptidos (encefalinas, endorfinas).

La interacción de estos neurotransmisores puede explicar muchos efectos terapéuticos del cannabis. Así, la inhibición de la serotonina reduce las náuseas y los vómitos; y el GABA y la acetilcolina repercuten en los trastornos neuromusculares, como los espasmos musculares y las convulsiones.

El sistema endocannabinoide en caso de enfermedad

La producción de endocannabinoides y el número de receptores cannabinoides varían para compensar algunos trastornos que se producen en el cuerpo. Para mitigar los dolores, por ejemplo, aumenta la concentración de anandamida en aquellas áreas del cerebro responsables de controlar el dolor; o aumenta también para estimular el apetito.

Se ha demostrado que la cantidad de anandamida del intestino va aumentando constantemente en aquellos animales a los que se priva temporalmente de alimento, y se normaliza de nuevo cuando se les vuelve a dar suficiente comida. También en el caso de los calambres musculares se constató un aumento de los endocannabinoides. El número de receptores cannabinoides también aumentó en el caso de los dolores provocados por lesiones de los nervios o de inflamaciones crónicas del intestino.

El sistema endocannabinoide se adapta a las alteraciones patológicas. Por eso el incremento de los receptores cannabinoides en determinadas zonas del organismo al aparecer ciertas enfermedades hace que los cannabinoides vegetales provenientes del exterior tengan un mayor efecto.

En la actualidad se están investigando a fondo todas estas funciones naturales. Un mejor conocimiento de podrá ayudar a desarrollar nuevos medicamentos.

Antioxidantes frente a radicales libres y otros efectos

Algunos efectos de los cannabinoides no se activan mediante los receptores cannabinoides, sino por medio de otros mecanismos. Los cannabinoides, por ejemplo, igual que la vitamina C y E, poseen un buen efecto antioxidantes ya que son buenos captores de radicales libres. Como se dice en «*El libro de la nutrición práctica*» (Ed. Robin Book) y bastantes otras obras, los radicales libres son moléculas con mucha capacidad reactiva, que pueden producir daño celular y sus consecuencias: envejecimiento, déficits en el sistema inmunitario, enfermedades.

También algunos productos de la degradación del THC ejercen acciones interesantes. Mientras que el 11-hidroxi-THC actúa de forma parecida al THC, el ácido carboxílico del THC (THC-COOH) lo hace de manera diferente. Este último es la sustancia que se analiza en las pruebas de orina para determinar si los conductores y los deportistas han consumido cannabis.

Actúa mediante un mecanismo parecido al del ácido acetilsalicílico (aspirina), inhibiendo las inflamaciones y mitigando los dolores gracias a la inhibición de la enzima ciclooxigenasa, aunque el ácido carboxílico del THC lo haga de forma más específica, y sin los conocidos efectos secundarios de la aspirina (molestias estomacales, trastornos renales, etc.).

CBD y nuevos medicamentos

Por otra parte, el CBD (cannabidiol) —el cannabinoide que, después del THC, en mayor concentración se encuentra en muchas variedades de cannabis—, por ejemplo, tiene propiedades neuroprotectoras, ansiolíticas, antiinflamatorias y antieméticas. Los científicos informan que entre sus complejos mecanismos de acción se encuentra una acción bloqueadora (antagonista) en el receptor 1 cannabinoide, una estimulación del receptor 1 vanilloide, una inhibición de la desintegración del endocannabinoide anandamida y una activación del receptor nuclear PPAR-Gamma.

Junto al cannabis natural y a determinados cannabinoides, actualmente se está probando el uso terapéutico de un determinado número de sustancias que, de una manera u otra, influyen en los receptores cannabinoides y en la concentración de los endocannabinoides. Hasta hoy la ciencia se centra en:

■ **Administrar cannabinoides naturales o sintéticos que activen los receptores cannabinoides.**

■ Usar cannabinoides vegetales que no tengan efectos psíquicos, pero que sí tengan una acción terapéutica, como:

- CBD (cannabidiol): antiinflamatorio, ansiolítico, antipsicótico, etc.
- CEDA (ácido cannabidiólico): para tratar las náuseas y vómitos.
- THCV (tetrahidrocannabivarina): para inhibir el apetito y tratar la diabetes de tipo 2.
- CBG (cannabigerol): para tratar el cáncer.

Prosiguen los estudios clínicos para validar la eficacia en humanos de estas propiedades terapéuticas.

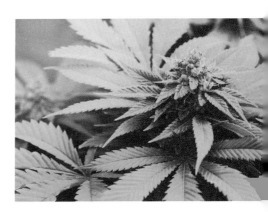

■ **Investigar y desarrollar cannabinoides sintéticos que actúan específicamente fuera del cerebro,** y que al no atravesar la barrera hematoencefálica, no tienen efectos psíquicos. Algunos cannabinoides sintéticos, como el dexanabinol y el ácido ajulémico, no alteran o alteran mínimamente el estado de conciencia y, sin embargo, actúan como antiinflamatorios, alivian el dolor o son neuroprotectores. El cannabidiol natural también presenta propiedades antiinflamatorias, mitigadoras del dolor y neuroprotectoras.

■ **En caso de trastornos de memoria, ansiedad o como inhibidores del apetito.** Los bloqueadores de los receptores cannabinoides puedan tener un uso terapéutico.

Medicamentos actualmente disponibles a base de cannabis (o cannabinoides)

Actualmente en muchos países se pueden conseguir:

■ **Sumidades floridas:** en Países Bajos, Alemania, Canadá o Israel los pacientes que tengan una autorización de las respectivas agencias encargadas de supervisar los programas de cannabis medicinal.

■ **Dronabinol:** es otro nombre usado para el THC que se encuentra de forma natural en la planta de cáñamo. En Alemania, los medicamentos *Marinol*, *Nabilon* y *Sativex* se prescriben mediante una receta oficial de estupefacientes (este último también se autoriza en España en las mismas condiciones).

■ **Marinol:** preparación de dronabinol sintético que se puede importar de EE. UU. en algunos países europeos. Es más caro que el dronabinol.

■ **Nabilona:** derivado sintético del THC (dronabinol) que puede recetarse también en algunos países europeos.

■ **Sativex:** spray de extracto de cannabis (contiene partes iguales de CBD y THC) que está autorizado para tratar la espasticidad en la esclerosis múltiple. En España está financiado por la seguridad social solo en casos especiales (como la esclerosis múltiple) y si los comités de ética hospitalarios lo autorizan para otras indicaciones.

■ **Epidiolex:** extracto de cannabis rico en CBD que actualmente está en fase de ensayo en diferentes países, entre ellos España, para su uso en la epilepsia infantil resistente a las terapias.

El CBD (cannabidiol) y su potencial terapéutico

Hasta ahora el interés de la medicina básicamente se ha centrado en los productos de cannabis ricos en THC o en el THC (dronabinol) concentrado, pero desde hace algunos años está aumentando el interés en el potencial terapéutico del cannabidiol (CBD): el CBD no tiene una acción psíquica y prácticamente carece de efectos secundarios. Existen abundantes datos e información sobre los ensayos y resultados en numerosísimos casos.

El CBD es el principal cannabinoide del cáñamo industrial. Después del THC, en el cannabis el cannabinoide más importante es el cannabidiol. En las plantas de cáñamo industrial pobres en THC, es con frecuencia el cannabinoide que se encuentra en mayor concentración, entre un 0,5% y un 2% en el tercio superior de la planta. Hoy es fácil encontrar CBD en forma de suplemento dietético sin problemas y por todas partes.

■ **En infusión.** De forma natural, las infusiones contienen cantidades muy pequeñas de CBD, y en cambio los extractos alcohólicos o aceitosos de las sumidades floridas pueden contener cantidades importantes de CBD. Para hacer las extracciones de CBD se sigue básicamente el mismo procedimiento que para elaborar el aceite de cannabis.

■ El **aceite de cannabis** tiene una concentración muy elevada de TCH, mientras que en general los **extractos del cáñamo industrial** contienen poco THC y mucho CBD.

Los efectos del CBD

La mayor parte de los efectos del CBD hasta ahora solo han sido probados en experimentos con animales, si bien en los últimos dos años se están produciendo confirmaciones en humanos.

En el primer caso se confirma que el CBD reduce la inflamación en la esclerosis múltiple, al reducir la producción de neurotransmisores proin-

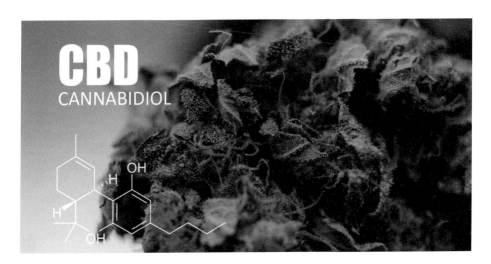

CBD
CANNABIDIOL

flamatorios. Y se reconoce como neuroprotector y es más eficaz atrapando radicales libres que la vitamina C.

El CBD, por ejemplo, actúa como antiepiléptico, alivia las náuseas, destruye las células cancerígenas en el cáncer de mama (y de algún otro tipo), e inhibe el acopio de proteína priónica en células infectadas, de modo que podría prevenir enfermedades como la de las vacas locas (EEB).

Posee una acción antibacteriana contra determinados gérmenes peligrosos (MRSA) con una elevada resistencia a los antibióticos y reduce el riesgo de desarrollar una diabetes (enfermedad del azúcar). En una investigación en la Universidad de Teramo (Italia), el cannabidiol influyó en la reproducción de las células de la piel, de modo que probablemente también podrá ser usado para desarrollar nuevas terapias para enfermedades dermatológicas.

En caso de ansiedad y de psicosis

■ Se sabe que el CBD puede resultar útil en el tratamiento del trastorno de **estrés postraumático**.

■ **Ansiedad.** En un popular estudio de 2011, que llevó a cabo un grupo de científicos de la Universidad de Sao Paulo, se compararon los efectos del 600 mg de CBD con los de un placebo en pacientes con trastorno de ansiedad social generalizada en una prueba simulada de hablar en público.

Un tratamiento previo con CBD reducía significativamente la ansiedad, el menoscabo cognitivo y el malestar a la hora de realizar el discurso, y también reducía significativamente el estado de alerta en el discurso anticipado.

■ **Psicosis.** En 1995, el mismo equipo de investigadores publicó los primeros resultados del uso de cannabidiol en pacientes psicóticos. Tras un trata-miento con CBD (1.500 mg al día), los síntomas disminuían. En un estudio posterior en la Universidad de Colonia (Alemania), también se observaron efectos antipsicóticos con una dosis diaria de 800 mg.

Ante distintos tipos de cáncer

Entre los resultados más destacados de los últimos años, se encuentra el descubrimiento del efecto inhibidor del cáncer del cannabidiol. Científicos italianos comprobaron en el año 2006 que el cannabidiol inhibía el crecimiento de células cancerígenas de mama humana que habían sido inyectadas bajo la piel de ratones.

El CBD reducía también las metástasis de pulmón que se originaban de células cancerígenas de mama humanas en animales: el cannabidiol induce a dichas células a suicidarse. Otros experimentos confirman estas propiedades inhibidoras del cáncer del cannabidiol. En el 2013, un equipo de trabajo italiano informó de la acción inhibidora del tumor del CBD en un tumor cerebral (glioma). En el mismo año, científicos de la Universidad St. George de Londres reportaron que el CBD (cannabidiol), el cannabigerol (CBG) y la cannabigerovarina (CBGV) actúan contra las células de la leucemia (cáncer de la sangre) y que esta acción era más

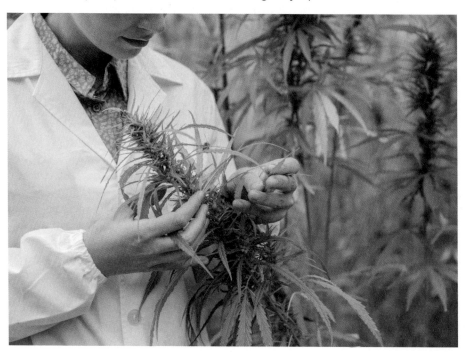

potente cuando los cannabinoides estudiados se administraban conjuntamente.

Quimioterapia contra el cáncer

Según datos de la Sociedad Española de Oncología Médica, en el 2012 en España hubo 215.534 nuevos casos de cáncer, y se estima que para el 2020 se producirán 246.713 nuevos casos, 97.715 en 107 mujeres y 148.998 en varones. Más de un tercio de los afectados es tratado con quimioterapia, cuyas últimas generaciones pueden sanar a un elevado número de enfermos. Por ejemplo, el 80% de los pacientes a los que se les diagnostica cáncer linfático pueden llegar a tener una esperanza de vida normal; la mayor parte de las veces gracias a eficaces medicamentos anticancerígenos. Pero algunos tipos de tumores, como el de riñón o el de estómago, responden muy mal a este tipo de terapia.

La quimioterapia contra el cáncer es un tratamiento con sustancias químicas (llamadas citostáticos) que destruyen las células cancerosas o inhiben su crecimiento. Los tratamientos se llevan a cabo a intervalos. A una fase más o menos larga le sigue una pausa para que el cuerpo se recupere. Estas fases se siguen unas a otras, de tal manera que una quimioterapia puede durar varios meses. Actualmente el cáncer en muchos casos se ha convertido en una enfermedad crónica en la que la quimioterapia consigue contener la enfermedad durante muchos años.

Los efectos secundarios de los citostáticos suelen ser náuseas, vómitos, somnolencia, inflamación de las membranas mucosas (sobre todo la nasal y las del tracto gastrointestinal), caída del cabello y depresión medular.

A principios de los años 70 algunos consumidores de cannabis observaron por casualidad que la marihuana les ayudaba a combatir los efectos secundarios de la quimioterapia, lo que animó a los científicos a investigar los efectos del cannabis. A raíz de esto, se empezaron a emplear algunos cannabinoides, sobre todo el THC, la nabilona y el levonantradol.

Hoy puede hablarse de una generalización de su uso en todos estos casos, que forman parte de infinidad de comunicados médicos.

Trastornos de tensión muscular

■ **Parkinson.** Según algunos informes de caso, el cannabidiol resulta efectivo, en algunos pacientes con distonía o disquinesia. Se trata de trastornos del movimiento que van acompañados de un aumento del tono muscular. Los citados científicos de la Universidad de Sao Paulo investigaron en 2013 por qué el CBD puede servir de ayuda en la disquinesia y en la enfermedad del Parkinson. Concluyeron que el CBD activa un determinado receptor (5-HTIA), en una de las regiones del cerebro que es importante para el movimiento: el cuerpo estriado.

■ **Epilepsia.** Recordemos que por otra parte, el CBD y los extractos de CBD actúan como antiepilépticos.

Interacción con otros medicamentos

Para que resulte efectivo, el CBD debe ser administrado frecuentemente en dosis altas. Se metaboliza en el hígado. Allí inhibe la actividad de dos enzimas que son las responsables de metabolizar distintos medicamentos. Como en estos momentos los médicos ya saben bien que entre estos medicamentos están el antiácido *Pantoprazol* y el antiepiléptico *Clobazam* (Frisium). También el antiácido *Omeprazol* y el neuroléptico *Risperidona* (Risperdal) se metabolizan más lentamente y actúan con mayor intensidad. Por este motivo, a modo de precaución, si se toman otros medicamentos, hay que ir con cuidado al tomar dosis importantes de CBD.

Enfermedades en las que pueden ayudar los derivados del cannabis ricos en THC

El cannabis, el extracto de cannabis *Sativex*, el dronabinol (THC) y el análogo sintético del THC nabilona se emplean para muchas enfermedades con arreglo a sus muy distintos efectos que, además, permiten sustituir

con ventaja a diversos fármacos clásicos, o más convencionales, dado el caso de la lenta eliminación de la alarma que aún produce el cannabis.

Existen, por ejemplo, muy buenos medicamentos para los dolores, pero muchos pacientes no toleran preparados como la aspirina o la *Novalgina*® porque tienen problemas de estómago. A otros pacientes, los opiáceos (como la morfina) les producen náuseas o estreñimiento. En otros casos, los analgésicos conocidos y los tratamientos como el TENS o la acupuntura no ayudan como sería de esperar. Y lo mismo ocurre con otras enfermedades y medicamentos.

■ **Medicina personalizada.** Con los productos derivados del cannabis pasa lo mismo: solo surten efecto con una parte de los afectados. Para muchos pacientes, los derivados de esta planta suponían su última esperanza, y después se sintieron muy decepcionados al comprobar que tampoco les servían de ayuda o que los efectos secundarios eran intolerables. Pero también se han dado muchos casos en los que los medicamentos a base de cannabis sí han surtido efecto, además de no tener efectos secundarios.

A menudo, los productos derivados del cannabis se pueden emplear junto con otros medicamentos, haciendo que se pueda reducir la dosis de estos últimos.

El cannabis y el dronabinol se pueden emplear para:

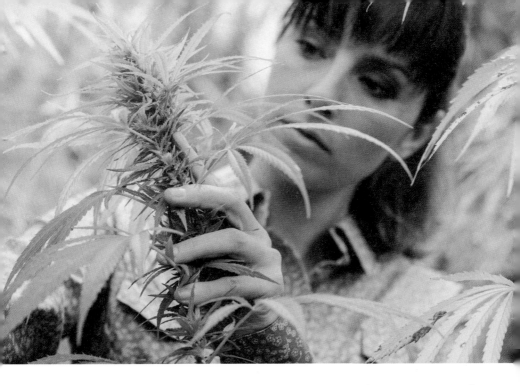

■ **Náuseas y vómitos:** quimioterapia en enfermos de cáncer, VIH/ sida, hepatitis C, vómitos durante el embarazo, náuseas en el caso de la migraña.

■ **Pérdida de apetito y de peso:** VIH/ sida, fases avanzadas de cáncer, hepatitis, enfermedad pulmonar obstructiva crónica (EPOC).

■ **Espasticidad, calambres musculares, rigidez de los músculos:** esclerosis múltiple, paraplejía, esclerosis lateral amiotrófica (ELA), espasticidad causada por ataques de apoplejía, cefalea tensional, hernia de disco intervertebral, rigidez de los músculos dorsales. En el caso de ELA, y contrariamente a la esclerosis múltiple, que suele cursar con parálisis muscular espástica, va acompañada de una parálisis flácida, por lo que, en general, el cannabis no ayuda en estos casos. Aunque a veces se dan espasmos e induración muscular, y aquí sí puede ser eficaz.

■ **Trastornos del movimiento:** síndrome de Tourette, distonía, disquinesia provocada por la levodopa, disquinesia tardía, enfermedad de Parkinson, temblores.

■ **Dolores:** migraña, cefalea en racimo (Cluster), dolor del miembro fantasma, neuralgias, dolores menstruales, parestesia (picor, escozor, hormigueo) en el caso de la diabetes o el sida, hiperalgesia (aumento de la sensibilidad al dolor), dolores provocados por la rigidez y los calambres en los músculos, artrosis, artritis, colitis ulcerosa, síndrome de las piernas inquietas, fibromialgia.

■ Alergias, prurito e inflamaciones: asma, artritis, colitis ulcerosa, enfermedad de Crohn, alergia al polvo, rinitis alérgica, prurito en enfermedades del hígado, neurodermatitis, fiebre.

■ **Enfermedades psíquicas:** depresiones, ansiedad, trastornos bipolares, trastornos de estrés postraumático (TEPT), trastorno por déficit de atención e hiperactividad (TDAH), impotencia, alcoholismo, adicción a los opiáceos y a los somníferos, insomnio, conductas de confusión en la enfermedad de Alzheimer.

■ **Enfermedades del estómago y del intestino:** gastritis, colitis ulcerosa, enfermedad de Crohn, síndrome del intestino irritable, diarrea.

■ **Presión intraocular elevada:** glaucoma

■ **Oído, mareos, equilibrio:** tinnitus (zumbido en el oído), nistagmo, enfermedad de Meniere..

■ **Asma:** dilatación de los bronquios.

■ **Parto:** aumentar las contracciones.

Depresiones, ansiedad, psicosis, Alzheimer...

En un estudio realizado en EE.UU. sobre el dronabinol en enfermos de cáncer y de sida llamó la atención que muchos pacientes notaron no solo una mejora física sino también una mejora de su estado de ánimo depresivo, producido por la grave enfermedad.

Las sensaciones experimentadas con el consumo de cannabis pueden aliviar temporalmente las dolencias físicas y psíquicas. «El cannabis puede alegrar un poco la vida. Y el ánimo y la alegría de vivir afectan de manera muy positiva en el transcurso de una enfermedad, y que el decaimiento y la desesperación son una mala medicina».

La intensidad de los efectos psíquicos del cannabis se puede controlar mediante la dosificación. Se ha demostrado que una dosis baja es suficiente para producir ligeros efectos antidepresivos sin que llegue a ocasionar una alteración psíquica notable.

■ **Ansiedad y trastorno de estrés postraumático.** Los productos derivados del cannabis pueden producir estados repentinos de ansiedad o pánico. Sin embargo, también pueden ser eficaces en el caso de trastornos causados por la ansiedad y en los ataques de pánico que aparecen sin ninguna causa externa. El cannabis puede afectar a la memoria y esto explica que pueda provocar estados de ansiedad. Según el Dr. Franjo Grotenhermen, científicos del Instituto Max-Planck de Psiquiatría de Múnich demostraron en un estudio del año 2002 que el sistema cannabinoide endógeno tiene un papel fundamental a la hora de borrar recuerdos desagradables. Hoy se sabe además que la persona que recibe cannabinoides olvida más rápidamente los sucesos molestos.

Existen asimismo los primeros estudios sobre el uso del cannabis en diversas formas de **psicosis**, incluido el trastorno bipolar.

■ **Enfermedad de Alzheimer.** En 1997 se publicó un primer estudio sobre el empleo de dronabinol con pacientes que padecían la enfermedad de Alzheimer y que rehusaban la ingestión de alimentos. El objetivo era, en un principio, evaluar los efectos que tiene el dronabinol en el apetito y el peso.

En las tres semanas en las que se administró dronabinol a los pacientes, su peso aumentó bastante más que en las tres semanas en las que solo se les administró un placebo; y, sorprendentemente, la conducta de confusión mejoró también durante esta fase. El estudio no fue muy relevante, pues se realizó con tan solo 15 enfermos, pero los responsables del mismo llegaron a la conclusión de que el dronabinol "es un remedio terapéutico muy prometedor" para las conductas de confusión de los pacientes con Alzheimer. En 2003 se presentó un estudio parecido en el Congreso de la Asociación Americana de Geriatría.

En un mes se pudo mejorar considerablemente el estado de intranquilidad de 6 de los 9 pacientes, y la capacidad mental mejoró en tres de ellos.

Al principio los enfermos recibían 2,5 mg de THC dos veces al día; después se fue aumentando la dosis hasta llegar a un máximo de 5 mg, dos veces diarias. Todos los pacientes siguieron tomando adicionalmente la medicación habitual.

Estas observaciones fueron confirmadas por otros grupos de investigadores. En 40 pacientes con enfermedad de Alzheimer severa y otros tipos de demencia, el tratamiento con THC oral iba ligado a una disminución significativa de la excitación y a una mejora en la duración del sueño y el apetito.

Adicción al alcohol, a los opiáceos y a los somníferos

Desde hace más de un siglo se viene informando sobre el empleo de los productos derivados del cannabis en el tratamiento de la adicción al alcohol, a los opiáceos y a los somníferos.

Hace poco tiempo se ha demostrado también con experimentos en animales su eficacia en los síntomas de abstinencia de los opiáceos. Pero hay que pensar que la adicción es una enfermedad que se puede curar, en

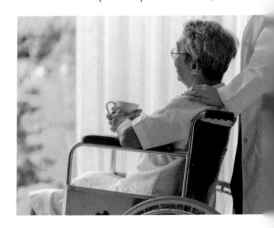

primer término, con medidas psicosociales. El cannabis puede representar, al mismo tiempo, una gran ayuda.

Trastornos del sueño

Hoy se sabe que los efectos sedantes e inductores del sueño aparecen en aproximadamente el 50% de los consumidores de cannabis.

Existen muchas referencias a los cannabinoides como inductores del sueño. Por ejemplo, en un estudio realizado en un laboratorio durante varias semanas, los consumidores de marihuana dormían más y estaban menos activos cuando consumían mucha marihuana que cuando consumían menos. Desde hace cientos de años se sabe que el cannabis afecta al sueño, y por eso se emplea en el caso de los trastornos relacionados con él, aunque los resultados varían según las personas.

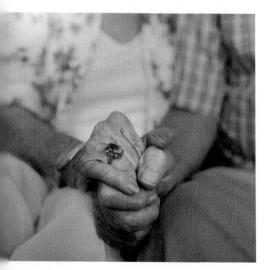

Impotencia y disfunción eréctil

La incapacidad para lograr o mantener una erección con la rigidez necesaria para llevar a cabo el acto sexual, la llamada disfunción eréctil, tiene por lo general una causa psíquica, como es el miedo a fracasar. En los últimos años, se ha relacionado también con problemas físicos, como trastornos del riego sanguíneo o determinados desequilibrios hormonales.

En este contexto el cannabis también puede resultar de ayuda gracias a sus efectos como inhibidor de la ansiedad y a sus propiedades para relajar, tanto física como psíquicamente. A esto se le añade la intensificación de la percepción sensorial –como las caricias– y la dilatación de los vasos sanguíneos. Los productos del cannabis pueden también aumentar la libido en el caso de las mujeres.

Desde antiguo, el cannabis se emplea en muchas culturas como afrodisíaco; tradicionalmente se ha relacionado el cannabis con las prácticas de tantra; y en la medicina ayurvédica se considera que los preparados de cáñamo incrementan el interés sexual.

En las últimas décadas se han llevado a cabo un buen número de encuestas sobre cannabis y sexualidad en los países occidentales. En una de las conclusiones se dice que la marihuana incrementa más el interés sexual en las mujeres que en los hombres, 58% y 39% respectivamente.

Sin embargo, se dio un número más elevado de hombres que de mujeres en lo que se refiere al aumento del placer sexual: 60%, en el caso de los hombres y 43%, en el caso de las mujeres. Un factor que se resaltó también en esta encuesta fue la dosis. El aumento de la libido y del placer sexual se produce más bien con dosis pequeñas de marihuana que con dosis elevadas.

Hiperactividad y trastorno por déficit de atención

En diciembre de 2001, causó sensación en la prensa estadounidense la sentencia de un juez de California que permitía a una mujer seguir administrando cannabis a su hijo, que sufría de hiperactividad. El cannabis se lo daba mezclándolo como ingrediente en productos de repostería.

El juez rechazó la apelación de la oficina de asistencia social para retirarle la custodia del niño. La madre declaró que le daba cannabis a su hijo (de 8 años de edad) porque los medicamentos convencionales no surtían efecto con su grave enfermedad. Ella seguía los consejos del médico, que le sugirió probar con cannabis, y declaró en el juicio que el comportamiento de su hijo había mejorado considerablemente: habían mejorado sus cambios de humor y su capacidad para concentrarse, y había hecho amistad con otros niños.

Tratamiento del dolor

Los productos derivados del cannabis se emplean en un buen número de enfermedades dolorosas, aunque no sean tan potentes como los medicamentos opiáceos. Como el dronabinol. Sin embargo, su efecto es a veces superior. No está claro por qué el dronabinol les va bien a unos pacientes y a otros no.

Según los participantes de una encuesta realizada en Alemania en el año 2001 por la Asociación Internacional por el Cannabis como Medicamento sobre el uso terapéutico del dronabinol y los productos derivados del cannabis, estos surten efecto con las siguientes enfermedades:

- Artrosis/ Artritis
- Hernia discal o síndrome de la columna vertebral
- Efectos del Contengan®
- Fibromialgia
- MCS (sensibilidad química múltiple)
- Molestias menstruales
- Migraña y otros dolores de cabeza
- Atrofia muscular (enfermedad de Werdig-Hoffmann)
- Neuralgia - Neurofibromatosis
- Desgarro de plexo
- Neuralgia post-herpética
- Dolores talámicos
- Tórax-estómago

Un sinfín de casos y usos terapéuticos

■ **Trastornos neurológicos.** Los productos derivados del cannabis relajan los músculos y poseen efectos anticonvulsivos; por eso se emplean en enfermedades que van acompañadas de un aumento del tono muscular y calambres musculares, muchas de ellas severas, como la paraplejía o la esclerosis múltiple.

■ También en el caso de temblores, tics (incluido el síndrome de Tourette), distonía (contracciones musculares mantenidas) especialmente distonía facial, tortícolis o en pacientes esquizofrénicos que se tratan con neurolépticos.

■ **Epilepsia.** Se cree que los cannabinoides endógenos (los endocannabinoides) juegan un papel importante en la contención de las convulsiones. La epilepsia es una de las indicaciones más antiguas para las que se ha empleado el cannabis, y aún hoy lo utilizan con éxito algunos epilépticos para sus ataques. En algunos países, (Alemania, en algunos estados norteamericanos) existen autorizaciones para usar CBD para el tratamiento de la epilepsia. En el caso concreto de las epilepsias infantiles, solo en algunos países como EE.UU. o España se permite su uso compasivo con Epidiolex, el fármaco de GW Pharmaceuticals que está en proceso de ensayos clínicos. Existen en estos momentos abundantes estudios sobre el uso del cannabis fumado, muy especialmente para controlar los síntomas de forma satisfactoria tras la toma de fármacos convencionales.

■ **Dolores neuropáticos.** Muchos pacientes indican que el cannabis les ayuda con los dolores neuropáticos (los provocados por lesiones de los nervios). Estas pueden deberse a trastornos metabólicos (como es el caso de la diabetes mellitus, es decir, el exceso de azúcar en la sangre), a una lesión producida por medicamentos o a lesiones traumáticas, originadas por un accidente u otras causas.

■ **Dolores del cáncer.** Los pacientes con un cáncer en estado avanzado que ya han tomado opiáceos para tratar el dolor, pueden resultar beneficiados si reciben un tratamiento complementario con cannabis. A esta conclusión llegó un estudio clínico con 360 pacientes que durante 5 semanas recibieron el extracto de cannabis *Sativex* o un placebo junto a su medicación de opiáceos habitual. Cabe decir que en este estudio, en la mayoría de pacientes los efectos del cannabis en los dolores solo fueron limitados.

■ **Dolor de cabeza.** Un posible e importante campo en el que se puede emplear el cannabis son las migrañas y otros dolores de cabeza. Estuvo muy presente esta utilidad a finales del siglo XIX y principios del siglo pasado, sin embargo hoy en día no se conocen investigaciones clínicas actualizadas en este campo.

■ **Reumatismo y artritis.** Según un estudio clínico de 5 semanas de duración en 58 pacientes con artritis reumatoide, el extracto de cannabis tiene más efectos que el placebo. En este

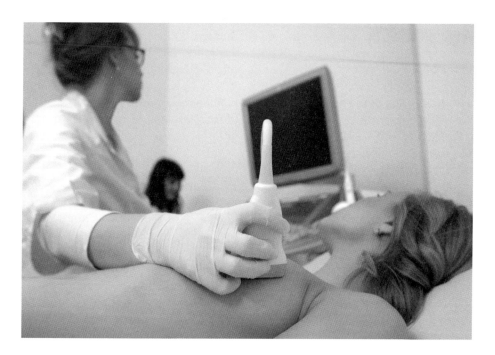

estudio doble ciego, 31 pacientes recibieron cannabis y 27 un placebo. Los participantes podían tomar hasta 15 mg de THC. Las dosis medias que se alcanzaron en las últimas semanas de tratamiento en el grupo de cannabis fue de 13,5 mg de THC.

Los investigadores descubrieron que los pacientes que habían tomado cannabis presentaban una mejora significativa de los dolores en movimiento, los dolores en reposo, la calidad del sueño y la inflamación. No se percibió una mejora en la rigidez matutina, aunque los valores de partida ya eran bajos.

■ **Fibromialgia.** En el *Institut de Recerca del Hospital del Mar* de Barcelona

se realizó un estudio clínico abierto con 56 pacientes de fibromilagia para investigar los efectos del cannabis en la sintomatologia y la calidad de vida.

Dos horas después de tomar cannabis, los dolores y la rigidez disminuían significativamente, aumentaba la relajación, así como la somnolencia y la sensación de bienestar. Mediante un cuestionario, se observó una mejor salud mental en los consumidores de cannabis que en los no consumidores. Los investigadores concluyeron que «el uso del cannabis está asociado con efectos beneficiosos en algunos de los síntomas de la fibromialgia. Ya se han publicado otros estudios sobre la utilidad de los cannabinoides en pacientes de fibromialgia así como sobre el papel del sistema cannabinoide en la fisiopatología de esta enfermedad».

■ **En trastornos del sistema digestivo.** Como protector de estómago, úlcera gástrica y acidez. Se sabe, por ejemplo, que dosis moderadas de THC también pueden reducir las hemorragias e inflamaciones del estómago provocadas por los AINE (antiinflamatorios no esteroideos) como, por ejemplo, el diclofenaco, ibuprofeno y el ácido acetilsalicílico.

■ Los cannabinoides del THC son igualmente útiles en caso de diarrea, colon irritable, colitis ulcerosa y enfermedad de Crohn.

■ **Náuseas y vómitos.** Los productos derivados del cannabis se emplean para un gran número de enfermedades que cursan con náuseas y vómitos, como la quimioterapia contra el cáncer, sida, hepatitis C, náuseas durante el embarazo, migraña, los provocados por la morfina y otros opiáceos.

■ **Cáncer y apetito.** En 1976 se publicó un primer estudio sobre el efecto del THC como estimulante del apetito en enfermos de cáncer. Varias décadas después, la experiencia médica (especialmente con dronabinol) lo confirma.

■ **Inflamaciones y alergias.** El THC afecta al sistema inmunológico de manera compleja, pero no se ha investigado aún lo suficiente. Entre las posibles enfermedades donde se podría aplicar encontramos el asma, la inflamación de las articulaciones (artritis, reuma), la colitis ulcerosa, la enfermedad de Crohn, la alergia a los ácaros del polvo y la neurodermatitis.

■ **Enfermedades respiratorias.** El dronabinol (THC) y otros cannabinoides psicoactivos dilatan los bronquios. A mediados del siglo XIX, los preparados de cannabis entraron en las farmacopeas de la medicina occidental, entre otros, como remedios para el asma. A finales de siglo y principios del siguiente se apreciaban especialmente los cigarrillos para el asma, que también contenían productos derivados del cannabis.

El uso del cannabis para la tos está documentado en la India desde hace cientos de años.

■ **Diabetes.** En 2012, un estudio representativo con 10.896 ciudadanos de los EE.UU. ha arrojado que los consumidores de cannabis presentan notablemente menos riesgo de desarrollar diabetes mellitus que los no consumidores.

La investigación abarcó a cuatro grupos: no consumidores (61,0%), ex consumidores de cannabis (30,7%), consumidores de poca cantidad (de una a cuatro veces al mes) (5,0%) y grandes consumidores de cannabis (más de cinco veces al mes) (3,3%). En los consumidores de cannabis la diabetes se presentaba en menos de la mitad de los casos que en los no consumidores. En un modelo estadístico que tenía en cuenta factores sociodemográficos, entre otros, el riego bajó hasta un 36%.

• **Mejora de la visión nocturna.** Un científico norteamericano llevó a cabo un estudio con colegas españoles y marroquíes para saber si el THC y el cannabis pueden mejorar la visión nocturna, motivado por las declaraciones de pescadores de Jamaica y de Marruecos, que habían contado (independientemente los unos de los otros) que veían mejor durante la pesca nocturna si antes habían consumido cannabis. Los experimentos confirmaron que una cantidad de entre 2,5 mg y 20 mg de THC, administrada por vía oral, y el cannabis fumado mejoraban (dependiendo de la dosis) la visión nocturna.

Los investigadores estimaron que se podía emplear el cannabis con fines terapéuticos en la hemeralopía (ceguera nocturna) y en otras enfermedades similares.

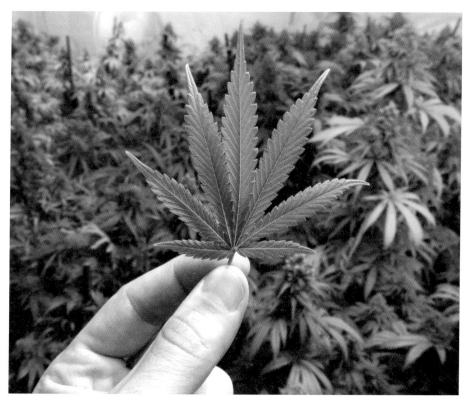

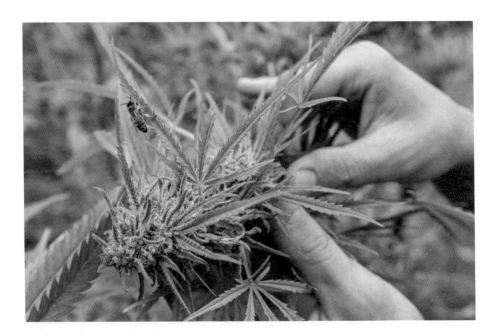

Efectos secundarios

El cannabis no actúa de forma específica. Lo que en un caso puede ser un efecto positivo, en otro puede resultar negativo. El que desee relajar la musculatura y no engordar, verá la estimulación del apetito como un efecto secundario. En otros casos, puede que no se deseen los efectos sedantes o la alteración del estado de ánimo. Cada persona debe llegar a un término medio entre los efectos deseados y los no deseados, sobre todo en los casos en los que son necesarias unas dosis relativamente altas para conseguir los primeros.

En 1999, un informe del Instituto de Medicina de EE. UU. sobre el uso de la marihuana reflejaba así la opinión hoy aceptada sobre los posibles efectos secundarios del cannabis: «La marihuana no es una sustancia completamente benigna. Es una droga fuerte con numerosos efectos. Sin embargo, el daño que puede tener su empleo (con excepción de los inherentes al hecho de fumar) están al mismo nivel que los efectos tolerados en otros medicamentos». Por tanto, se puede afirmar que el cannabis no es ni especialmente peligroso ni totalmente inofensivo.

En momentos en los que se conocen, cada vez con mayor precisión, los efectos benéficos del cannabis, igualmente se conocen mejor los peligros que puede conllevar su uso. Hemos dejado claro que, aunque su uso en condiciones habituales es inofensivo, existe una serie de efectos secundarios agudos. Los efectos secundarios agudos del cannabis afectan, sobre todo, a las experiencias psíquicas y a la capacidad cognitiva e intelectual, y los efectos secundarios agudos físicos al sistema circulatorio.

Efectos secundarios psíquicos y funciones psicomotoras

Las personas sanas consumen cannabis, sobre todo, por sus agradables efectos psíquicos. La embriaguez que produce el cannabis se describe, en general, como una vivencia relajante: ligera euforia, bienestar espiritual, ensoñación, alteración de la percepción del tiempo (transcurre más lentamente), pensamiento asociativo con trastornos de la memoria inmediata e intensificación de la percepción sensorial. Sin embargo, sobre todo con dosis altas, pueden darse también efectos negativos, como la ansiedad y el desasosiego, que pueden llegar a convertirse en pánico. Las fases de bienestar se pueden intercalar con fases desagradables. Algunos consumidores afirman que el cannabis les produce cansancio y somnolencia, mientras que a otros consumidores no les ocurre esto. A menudo este efecto depende de la variedad consumida.

El cannabis y el THC merman la memoria, la atención, la capacidad de reacción, la motricidad fina y la coordinación de movimientos, de tal manera que se reduce la capacidad para realizar tareas que impliquen el sistema motor (por ej., conducir un vehícu-

lo) o las actividades que precisen un esfuerzo intelectual, especialmente al principio de la terapia o al modificar la dosis.

Sin embargo, en algunos casos el cannabis también puede mejorar la función psicomotora.

Efectos secundarios físicos

Entre los posibles efectos secundarios físicos agudos se pueden mencionar la disminución de la producción de saliva con la consiguiente sequedad de boca y faringe, aumento del pulso, enrojecimiento de los ojos y, en ocasiones, hipotensión ortostática y lipotimia, por lo que es aconsejable tumbarse. El aumento del ritmo cardíaco y los cambios de la presión arterial pueden ser peligrosos para aquellas personas que padecen enfermedades del corazón, así que se aconseja tener especial precaución.

La mayor parte de las personas que toma cannabis con fines terapéuticos no nota ningún efecto, o casi ninguno, en el sistema circulatorio, porque las dosis terapéuticas no modifican apenas ni la presión sanguínea ni el pulso. En general, en cuestión de días se puede desarrollar, además, tolerancia a los efectos sobre el sistema circulatorio, de tal forma que, si se toma regularmente, el ritmo cardíaco puede incluso hacerse más lento.

A largo plazo hay que recordar los riesgos que comporta el fumar. Sin la nocividad del tabaco, sí que hay que hablar de la conveniencia de evitar ingerirla por vía pulmonar (fumar «porros», etc.). Al quemar un material vegetal, ya sea tabaco, cannabis o cualquier otra planta, se originan productos de combustión que pueden dañar el epitelio respiratorio.

■ **Sistema hormonal y fertilidad.** En estudios realizados con animales se ha comprobado que el cannabis y el THC influyen en numerosos procesos hormonales que afectan, entre otras, a las hormonas sexuales, así como al metabolismo glucídico.

En mujeres con un consumo elevado de THC se han podido determinar efectos transitorios, en general reducidos, sobre algunas hormonas (prolactina, luteínica), mientras que otras no se vieron afectadas (progestágeno, progesterona, estrógeno).

En los hombres, la administración aguda de THC no altera de forma notable el nivel de hormonas.

Desarrollo de tolerancia

Se ha descrito un desarrollo de tolerancia a casi todos los efectos del cannabis, tanto a los psíquicos como a los físicos, como también a los efectos indeseados, como el aumento del pulso, o a los terapéuticos. Recordemos que «desarrollo de tolerancia» significa que la intensidad de los efectos va disminuyendo gradualmente cuando se administra repetidamente la misma dosis.

La reacción del sistema nervioso vegetativo se modifica. La velocidad con que se metabolizan los cannabinoides aumenta. El umbral de estimulación de los receptores cannabinoides se incrementa, y el número de receptores disminuye.

En este contexto, en el caso de un consumo continuado de cannabis, existe una neuroadaptación, es decir, de una adaptación del sistema nervioso a las nuevas condiciones. Estas modificaciones son reversibles si se deja de tomar la droga. En pocas semanas, el cuerpo se adapta otra vez y se restablece el estado originario con un nuevo equilibrio.

No cabe hablar de adicción al cannabis (o bien de forma realmente muy reducida) en sentido estricto, si bien sí puede darse una «adicción» psíquica según la personalidad del paciente. De todas formas, tanto si se emplea el cannabis con fines lúdicos o bien con fines terapéuticos, el peligro de que se desarrolle una dependencia psíquica es mínimo.

El cannabis en la cocina

Cáñamo y nutrición

**El valor proteico de
las semillas de cannabis,
una de las más completas
del mundo vegetal**

Las semillas de cáñamo han servido corno alimento básico en tiempos de escasez y hambruna en China y Australia, y asimismo en Europa durante la Segunda Guerra Mundial. Hoy son todavía el alimento de muchos habitantes pobres de la India: una mezcla que llaman «basa» consiste de hojas de eleusina y cáñamo. Y el *mura* se hace con trigo reseco, amaranto o maíz, y hojas de cáñamo. Se dice que las semillas le dan mejor sabor a las verduras y enriquecen los alimentos. A veces se incluyen como ingrediente del chutney. El bhang y las semillas maduras de cáñamo también se usan para sazonar las bebidas alcohólicas y hacerlas más fuertes.

Por otra parte, se sabe que las madres de la tribu sotho de Sudáfrica alimentan a sus bebés con papillas de semillas de cáñamo molidas.

La semilla de cáñamo contiene todos los aminoácidos y ácidos grasos esenciales, y es la proteína más completa que se encuentra en el reino vegetal: contiene entre 26 y 31% proteína cruda. El grano molido contiene cerca del 6% de carbohidratos,

5 a 10% de grasa, 12% de fibra cruda, 10% de humedad y 7% de ceniza.

■ **Edestina.** La edestina de globulina que se encuentra en la proteína del cáñamo se parece mucho a la globulina del plasma sanguíneo, y el cuerpo humano la digiere, absorbe y aprovecha fácilmente. Es vital para conservar un buen sistema defensivo, ya que sirve para producir anticuerpos contra los agentes invasores.

La edestina de cáñamo es a tal grado compatible con el sistema digestivo humano que desde 1955 se sabe que las semillas de cáñamo son el único alimento que puede tratar con éxito la tuberculosis.

La edestina es considerada una proteína tan perfecta, que en 1941 la

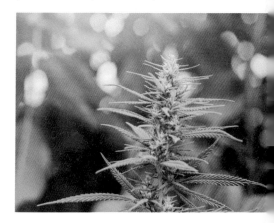

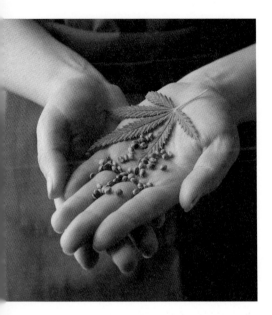

revista *Science* se quejaba de su prohibición: «La aprobación de la ley sobre la marihuana de 1937 (en EE.UU.) ha fijado tales restricciones al comercio de las semillas de cáñamo que, en realidad, equivalen a prohibirlas... Parece claro que la larga e importante carrera de esta proteína está llegando a su fin en EE.UU.»

El 80% de los ácidos grasos esenciales (AGE) que contienen las semillas de cáñamo es el porcentaje total más alto entre las plantas comunes utilizadas por el hombre. El aceite de lino, con 72% de AGE, ocupa el segundo lugar.

En 1992, un estudio informó que, con una dieta de semillas de cáñamo, los niveles de suero del colesterol total bajan de manera impresionante. Después de varias semanas de comer estas semillas, la presión sanguínea también desciende y se reequilibra.

El cannabis en la cocina

A lo largo de los siglos el cannabis aparece en la cocina de muchas culturas, y pueden encontrarse o inventarse cientos de recetas con ella. Los cannabinoides psicoactivos son liposolubles, y por lo general su extracto se mezcla con mantequilla clarificada. Una receta tradicional es esta:

■ **Bhang.** Se muelen algunas hojas de kif con igual cantidad de pimienta negra, clavo, nuez moscada y macís. Mezclar con un poco de agua; dejar escurrir. Mezclar con agua, leche y jugo de melón o de pepino.

El bhang suele beberse sin especias, pero se considera que entonces lo hacen más fuerte.

■ **Una golosina.** En el Tíbet, durante la celebración de algunas de sus más destacadas ceremonias se sirven unos dulces llamados bhang, que incluyen los cogollos de la variedad *cannabis indica*, la más común de aquellas latitudes. La planta se mezcla con diversas especias como el clavo y la canela, se añade jengibre y se amasa con pistachos molidos. Se hacen pequeñas porciones que sumergidas en miel se convierten en una atractiva golosina.

En la gastronomía

No existe una gastronomía definida que base alguna parte de su tradición culinaria en las cualidades de la planta del cannabis, pero esto no significa que no la haya habido. La prohibición de su cultivo fue extendiéndose por todo el mundo a lo largo del siglo XX, haciendo que antiguas costumbres culinarias la marginaran y pasó de ser un ingrediente de diversas recetas a convertirse en un ingrediente ignorado.

De los preparados con las partes de la planta que poseen un efecto psicoactivo, todavía nos quedan unos cuantos con fines terapéuticos y ritualísticos. Con las otras partes de la planta, sobre todo con las semillas (cañamones), la tradición se fue perdiendo aunque llegan ahora nuevas modas que le auguran un gran futuro.

Hay otra tendencia surgida a raíz de la prohibición, que ha desarrollado diversos recetarios más o menos apropiados, con la finalidad de disfrutar de su uso lúdico o recreativo de una forma diferente a la que habitualmente se venía realizando durante el siglo XX, que como todos sabemos era inhalando **su humo que es, insistimos, la utilización menos saludable de todas.**

■ **Maceración.** La sustancia psicoactiva más popular es el llamado THC, compuesto que se caracteriza por ser únicamente soluble en aceites vegetales, grasas y alcoholes. Bien por maceración {proceso que lleva un tiempo) o por el efecto del calor (hir-

viéndolo lentamente en el excipiente escogido).

De esta forma, los efectos con las partes psicoactivas de la planta son mucho más lentos en hacer aparición pero son más prolongados. Hay que tener precaución de realizar éstos preparados con cantidades mínimas, los efectos nos hablaran sobre la conveniencia de incrementar o reducir el aporte psicoactivo.

■ **Digestión de las grasas por el organismo.** Para la asimilación de grasas y aceites, nuestro organismo segrega el fluido llamado bilis. Este es destilado sobre el resultado de la digestión, un tiempo antes de que entre en el intestino duodeno, lugar en que por efecto de la bilis los lípidos se harán hidrosolubles y podrán ser asimilados a través de las paredes de dicho intestino duodeno. Por el contrario, tanto el agua como los alcoholes, son absorbidos directamente en el estómago.

Los usos culinarios de la planta del cáñamo pueden considerarse similares, en mayor o menor medida, que los de cualquier otro vegetal. Pero hay que tener en cuenta antes de ponerse manos a la obra, si lo que queremos es un alimento con propiedades psicoactivas o no.

Todas las recetas con este signo (*) contienen cáñamo psicoactivo. Las restantes son simples recetas culinarias que puede degustar todo el mundo.

Las recetas

MANTEQUILLA CANNABICA (*)

Las propiedades de la planta se caracterizan por ser liposolubles, lo cual quiere decir que únicamente transmiten sus propiedades en un excipiente realizado a base de grasas, como muy bien pudiera ser la mantequilla, extraída de la leche de vaca, o si se desea la llamada margarina, esta extraída de aceites vegetales (maíz, semillas de girasol, soja ...).

Hay que ser muy precavido con la potencia psicoactiva de la marihuana utilizada. Los efectos del cannabis ingerido tardan mucho más tiempo en aparecer que cuando se inhala su humo, aproximadamente media hora. Por otro lado, su efecto es más persistente y prolongado, puede durar hasta cuatro horas o más. De todas formas, el proceso para su preparación es sencillo.

Ingredientes y preparación

■ Se vierte en un cazo medio litro de agua mineral, 15 gramos de inflorescencias de cannabis y 500 gr de mantequilla. Se lleva a lenta ebullición y se deja así durante al menos hora y media.

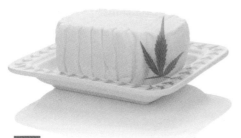

■ Se deja reposar, se extrae la marihuana y se escalda en un cacito con un poco de agua hirviendo para que desprenda la mantequilla que puede haber quedado adherida.

■ El resultado se filtra y se vierte en el cazo principal. Cambiarlo de recipiente (preferiblemente de cristal) e introducirlo en la nevera. El frío solidificará la mantequilla y la situará en la parte superior del recipiente, separándola del agua de la cocción.

LOS NUTRITIVOS CAÑAMONES

Se suelen separar las plantas macho de las hembras para que no fertilicen sus flores y no produzcan cañamones; así la planta concentra sus esfuerzos en la producción de THC y CBD. Los cañamones no contienen sustancias psicoactivas y de su molido y presión se obtiene un aceite vegetal muy interesante por sus propiedades.

LOS ACEITES

Estos son los tres aceites que se pueden obtener:

■ **Aceite de semillas de cáñamo** (sin THC). Es el aceite vegetal que sirve para uso alimentario como cualquier otro y que no tiene ninguna propiedad psicoactiva.

■ **Aceite de hachís (*).** Obtenido mediante la aplicación de disolventes a la pasta resultante de la resina de hachís. Es una manufactura humana

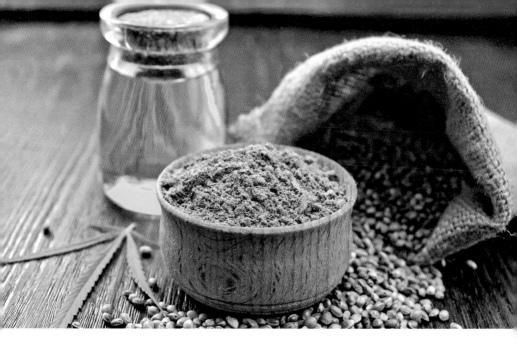

con el único objeto de obtener una sustancia que concentre al máximo el THC y el CBD.

■ **Aceite esencial.** Se obtiene mediante el destilado de la planta. De el se obtiene un concentrado de fenoles y terpenos que corresponden al aroma de la planta y del que se considera que posee propiedades terapéuticas (está en estudio).

El aceite de cáñamo (sin THC)

El aceite de cáñamo se obtiene extrayendo las semillas (cañamones) por presión en frío y no tiene ninguna propiedad psicoactiva. Lo que si que posee son grandes y especiales cualidades nutricionales y terapéuticas. Todavía queda su impronta en el vademécum de medicina china y en la veterinaria de Occidente, un eco que ha ido languideciendo a fuerza de prohibiciones y su conversión en tabú.

En el campo nutricional, el aceite de semillas de cáñamo se caracterizan por contener los muy recomendables ácidos grasos linoleico y alfalinoleico (los hoy populares omega 6 y omega 3). A diferencia de los aceites clásicamente utilizados como el de oliva y girasol, que no contienen el llamado alfalinoleico, el aceite de cáñamo sí lo contiene, además de los benéficos gammalinoleicos.

Los riesgos cardiovasculares y los elevados niveles de colesterol «malo» en la sangre se reducen ostensiblemente mediante la ingesta regular de alimentos que contengan éstos ácidos grasos. El aceite de cañamones también actúa en el metabolismo de las postglandinas, sustancias encargadas en el organismo de la regulación del dolor y la inflamación, por tanto también tendremos otra buena razón para consumirlo.

A diferencia de otros aceites que admiten su cocinado, como es el caso del aceite de oliva, el aceite de cañamones habrá de consumirse siempre crudo.

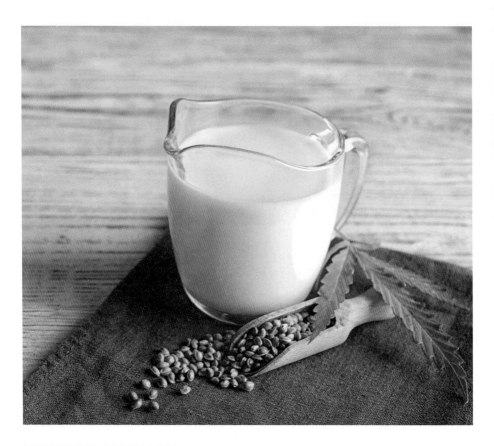

LECHE DE CANNABIS
(sin THC)

Ingredientes para 2 personas:
- 100 g de semillas de cáñamo
- 25 almendras
- 1-2 cucharaditas de canela (opcional)
- 1 gota de extracto de vainilla
- 500 ml de agua

Se prepara de forma muy similar a las leches vegetales de arroz, soja o avena.

1. Se ponen a remojar las semillas y las almendras en 250 ml de agua durante 24 horas y después las pasamos por la trituradora o batidora.
2. Añadir otros 250 ml de agua, la canela en polvo y el extracto de vainilla.
3. Filtra la bebida a través de un paño. Enfríala en la nevera durante una hora. Se conserva durante 2-3 días.

Podemos usarla como sustituto de la leche de vaca, pero no en recetas de marihuana psicoactiva, pues no contiene la grasa necesaria para conservar los cannabinoides.

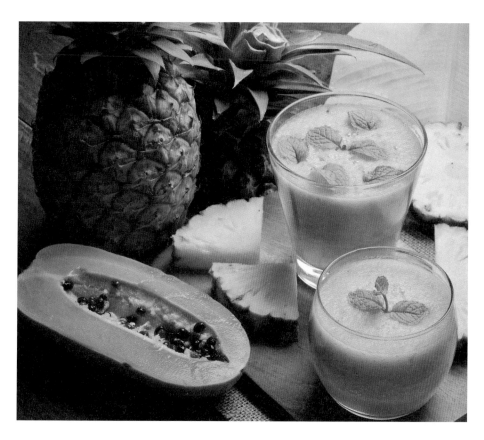

BATIDO TROPICAL (*)

Ingredientes para 2 personas:
- 2-4 g de harina de hoja de marihuana
- 150 ml de pulpa de papaya
(o vuestra fruta preferida)
- 150 ml de zumo de piña
- 150 ml de yogur natural bio
- 1 cucharadita de canela

1. Mezcla primero el yogur con la marihuana, bátelo bien y déjalo reposar. Luego pela la papaya y tritura su pulpa, con un tenedor o en un robot de cocina.

2. Mézclalo con el resto de ingredientes, incluido el yogur «aromatizado», y bátelo todo. Viértelo en dos vasos grandes y ponlo a enfriar en la nevera.

Un batido favorable para tu flora Intestinal.

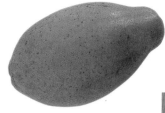

SALSA BECHAMEL (*)

Ingredientes para 4 personas:
- 350 ml de leche (un vaso y medio)
- una cucharada sopera de mantequilla cannabica
- una cucharada de harina (mejor si es de repostería)
- sal y un pellizco de pimienta negra molida
- una cucharadita de nuez moscada rallada al momento

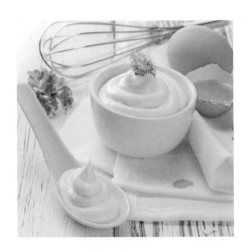

1. En una cazuelita se calienta la mantequilla hasta que se disuelva.
2. Mezclar con la harina y no dejar que se tueste. Para ello verteremos la leche, la sal y las especias removiendo el conjunto lentamente y sin parar.

En el momento que comience a hervir, apartar la bechamel de fuego, porque ya estará en su punto.

La salsa bechamel es muy útil en la cocina, ya que es un buen complemento para platos de pasta, o sobre las verduras (coles y repollos).

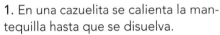

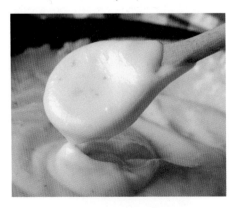

MAYONESA (*)

Ingredientes para 4 personas:
- 1 cucharada y media de aceite de marihuana
- 4 yemas de huevo bio
- 500 ml de aceite de oliva virgen extra
- 4 cucharaditas de mostaza
- 4 cucharaditas de zumo de limón
- sal y pimienta

1. Mezcla las yemas, la mostaza y el zumo de limón, y bátelo bien. Luego ve añadiendo el aceite de marihuana muy lentamente, primero incluso gota a gota, para que quede bien ligado.
2. Luego sigue agregando el aceite de oliva del mismo modo. No dejes de remover todo el tiempo. La salsa irá espesando; quizá no necesites todo el aceite de oliva, escancia según tus preferencias. Salpimienta al gusto.

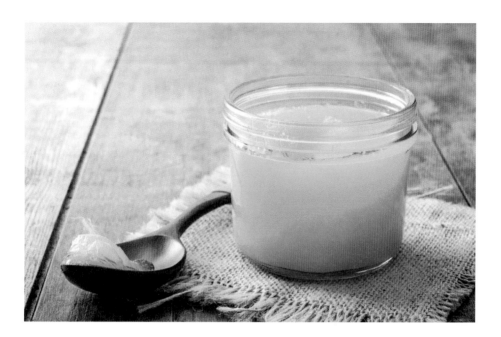

GHEE (MANTEQUILLA CLARIFICADA) (*)

Ingredientes:
- 450 g de mantequilla sin sal
- 175 ml de aceite de cáñamo

1. Calienta la mantequilla a fuego medio en una sartén gruesa, hasta que empiece a hacer burbujas. Después de 15 minutos, añade el aceite de cáñamo y mezcla bien.
2. Sigue calentando y verás cómo los residuos sólidos de la leche se quedan en la parte inferior de la sartén, y en la parte superior queda una capa más líquida y transparente.
3. Cuando la mezcla adquiera esa textura debes retirarla del fuego, antes de que se queme y empiece a tornarse marrón. Deja enfriar 5 minutos.

El ghee es una mantequilla clarificada muy usada en la cocina india. Al filtrarla por un colador metálico se obtiene el líquido dorado llamado ghee.

Conservación. Puede guardarse en una jarrita a temperatura ambiente, o, preferiblemente, en el frigorífico. Puede usarse para untar tostadas, aliñar platos de pasta o en recetas indias especiales.

La mantequilla no es una grasa saludable, aunque siempre es preferible a la margarina. Podemos usar la mantequilla en cantidades razonables, pero recomendamos que sea ecológica: los productos químicos que se utilizan para la cría del ganado se adhieren especialmente a las grasas.

PATATAS RELLENAS (*)

Ingredientes para 4 personas:
- 10-40 g de mantequilla de marihuana
- 4 patatas grandes
- 4 zanahorias
- 100 g de queso roquefort
- 50 g de uvas pasas
- sal y pimienta
- 1 tacita de nata
- 50 g de mantequilla

1. Precalienta el horno. Haz un corte por la mitad a las patatas, frota la piel con un poco de mantequilla y envuélvelas en papel de aluminio, pero sin cerrar del todo el paquete.
2. En la apertura, coloca un poco de mantequilla convencional, sal y pimienta. Hornéalas una hora a 200 °C.
3. Mientras, prepara el relleno. Desmenuza el queso roquefort con los dedos y ponlo en un cazo junto con la mantequilla de marihuana y la nata.
4. Fúndelo al baño maría, retíralo del fuego y mézclalo con las zanahorias ralladas y las pasas.
5. Cuando las patatas estén hechas, sácalas del horno y rellénalas con la mezcla, que se derretirá un poco con el calor. Sirve enseguida.

ESPAGUETI CON SALSA Y CÁÑAMO (*)

Ingredientes para 4 personas:
- 400 g de espagueti
- 50 g de hojas de albahaca frescas (20 g si son secas)
- unos 15 g de flores de cáñamo
- una tacita de aceite de oliva virgen extra
- un puñado de almendras y piñones pelados y levemente tostados

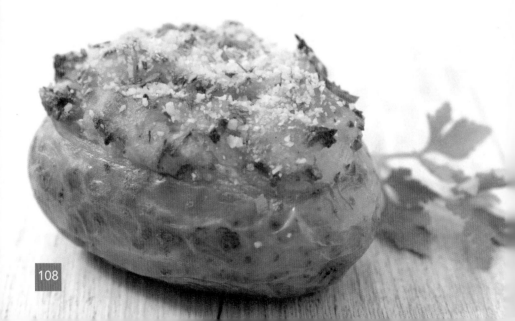

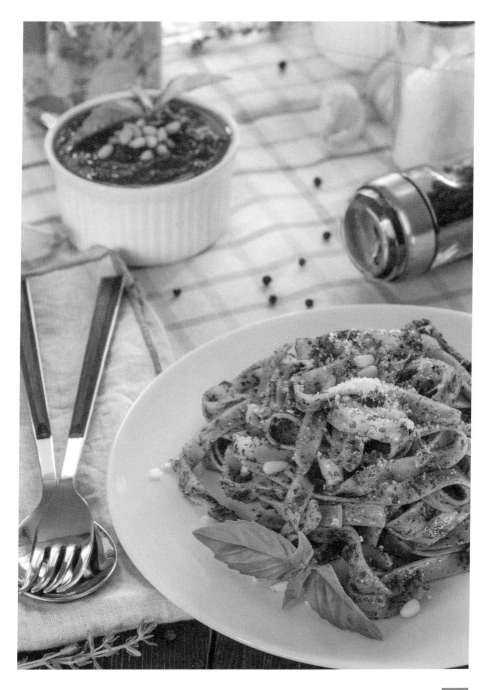

• 2 dientes de ajo pelados

• 60 g de queso de oveja o cabra rallado

• 2 cucharadas de mantequilla a temperatura ambiente

1. Machacar la albahaca, flores de cáñamo, frutos secos y ajos en el mortero; añadir aceite y sal removiendo hasta obtener una salsa homogénea.
2. Cocer la pasta al punto con un poco de sal y una pizca de mantequilla.
3. Recién sacada de la cacerola y bien caliente, colocarla en una fuente y removerla cuidadosamente junto a la mantequilla, el queso rayado y la salsa que habíamos preparado. Lista para servir.

MACARRONES ALEGRÍA (*)

Ingredientes para 4 personas:
• 120 g de ramitos de brécol

• 120 g de puerros

• 225 g de espárragos

• 1 bulbo de hinojo pequeño

• 120 g de guisantes

• 250 g de macarrones

• 1 cebollita chalota picada

• 40 g de mantequilla bio

• 300 ml de nata espesa

• 25 g de hierbas frescas picadas (perejil, salvia, tomillo...)

• entre 1 y 2 g de cogollos de marihuana triturados

• pimienta negra

• queso parmesano rallado

1. Limpia y trocea las verduras y hiérvelas en agua por separado, para que cada una quede cocida al punto. Mantenlas calientes.
2. En una olla aparte, funde la mantequilla, y añade la chalota. Rehoga hasta que esté tierna e incorpora las hierbas, los cogollos y la nata.
3. Remueve y déjalo unos minutos hasta que espese. Cuece la pasta, escúrrela, y mézclala con la salsa.
4. Añade las verduras, saltea con cuidado un par de minutos y sazona con pimienta. Antes de servir, espolvorea con un poco de parmesano rallado.

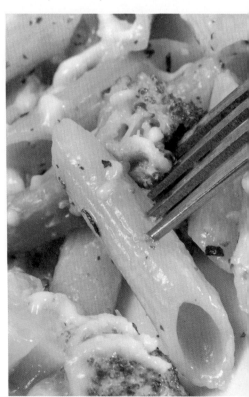

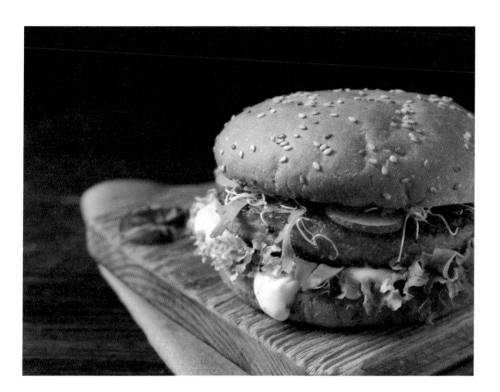

HAMBURGUESAS VEGGIE
(sin THC)

Ingredientes para 4 hamburguesas:
- 400 g de garbanzos cocidos
- 2 pimientos verdes
- 2 tomates
- 1 cebolla
- 3 dientes de ajo
- 1 huevo bio
- 250 g de harina de cannabis
- 250 g de pan rallado
- 10 g de comino molido
- 4 cucharadas de perejil
- 60 ml de aceite de oliva virgen extra

1. Prepara un sofrito con la cebolla, los pimientos y los tomates en aceite de oliva. Un par de minutos antes de apagar, añádele el comino.

2. Tritura 300 g de garbanzos con los dientes de ajo, el perejil y el huevo.

3. Cuando ya tengas una pasta, acaba de verter el resto de los garbanzos y vuelve a triturar, aunque no del todo para que queden tropezones.

4. Junta la pasta de garbanzos con el sofrito y con la harina de cáñamo, y mételo media hora en la nevera.

5. Después, moldea con las manos enharinadas las hamburguesas, rebózalas en pan rallado y, para acabar, fríelas u hornéalas.

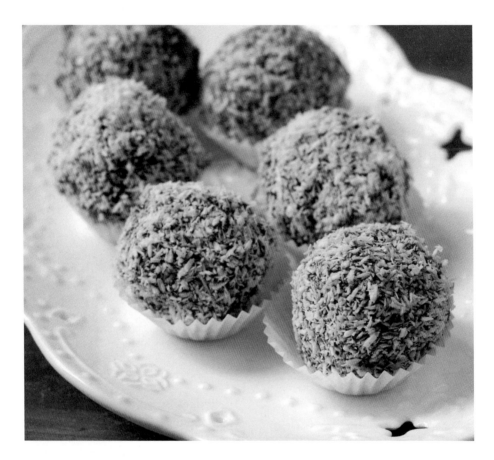

BOLITAS DE COCO (*)

Ingredientes para 4 personas:
• 250 ml de leche entera
• 500 g de coco rallado
• 200 g de azúcar de caña
• 2-8 g de harina de hoja de marihuana

1. Mezcla en un cazo la leche, 400 g de coco rallado y el azúcar. Ponlo a fuego suave y cuécelo durante unos 20 minutos, removiendo, hasta que espese.

2. Cuando sea una pasta bastante consistente (sin pasarte, al enfriarse se solidificará más), retírala del fuego y añádele la harina de marihuana.
3. Remueve una vez más, viértela en un plato hondo y déjala enfriar.
4. Finalmente, forma bolitas con la mano y pásalas por el resto del coco rallado.

Quedan muy bien si las metes en el frigorífico media hora antes de servir, y también acompañadas con mango.

GALLETAS DE FIBRA Y CAÑAMONES

Ingredientes para 4 personas:

- 400 g de harina de trigo integral ecológica
- 50 g de cañamones
- un vaso de aceite de oliva virgen extra
- un vaso de agua mineral
- un huevo bio

1. Sobre una tabla de madera o resina, amontonar la harina en forma de volcán. Le añadiremos en su centro el aceite, la sal, los cañamones y un poquito de agua.

2. Amasar con cuidado y añadir el agua justa, hasta que deje de pegarse la masa en las manos.

3. Pasarle el rodillo hasta dejarlo a medio centímetro de grosor. Aplicarle un molde que las corte y de forma e impregnarlas de huevo batido.

4. Cocer a 180° C hasta que se doren.

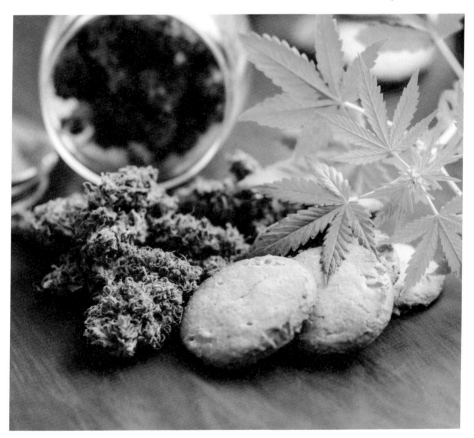

CREPES CON CHOCOLATE (*)

Ingredientes para 4 personas:
- 200 g de chocolate para fundir
- 50 g de mantequilla de cánnabis
- 200 g de harina integral
- 1 huevo bio
- un vaso y medio de leche
- medio vaso de zumo de naranja
- 2 cucharadas de aceite de girasol o maíz
- 4 pellizcos de azúcar

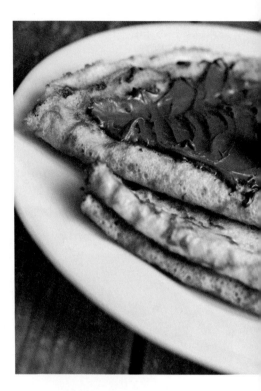

1. Tamizar la harina y pasarla a un cuenco donde la mezclaremos poco a poco con el huevo y la leche que previamente habremos batido.
2. Derretir al baño maría el chocolate y mezclarlo con la mantequilla cannabica y un chorrito de zumo de naranja. Reservarlo caliente y fundido.
3. En una sartén amplia (de la que nada se pega) o en una específica para crepes, impregnar su superficie con el aceite de girasol, ponerla al fuego y cuando esté bien caliente espolvorear un pellizco de azúcar y verter seguidamente la pasta de harina, leche y huevo.
4. Con un hábil movimiento de muñeca cubriremos el fondo de la sartén con la pasta.
5. Una vez esté dorada por un lado le daremos la vuelta y la coceremos por el otro.

No hay que verter un exceso de pasta, porque obtendríamos un crepe demasiado grueso).

Extender sobre un plato amplio añadiéndole el chocolate de cánnabis derretido, plegar dos veces y servir.

PUDDING MARÍA (*)

Ingredientes para 4 personas:
- 250 g de pan duro o simples galletas
- 250 gr. de azúcar
- ½ docena de huevos bio
- ½ litro de leche
- un vaso de agua mineral
- una cucharadita de flores de cannabis pulverizadas

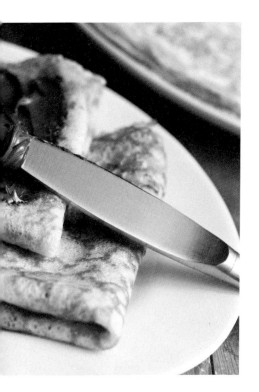

5. En tres cuartos de hora estará listo, dejar enfriar fuera del horno y pasarlo a la nevera. Se sirve frío, antes de servir desmoldar. El pudding se puede preparar en cuencos individuales.

CAFÉ TURCO CON MIEL Y CANNABIS (*)

Ingredientes para 4 personas:
- 3 cucharadas soperas de granos de café
- 1 cucharadita de cardamomo
- 1 cucharadita de flores de cannabis
- 1 cucharada sopera de miel
- agua mineral

1. Moler el café hasta que quede pulverizado (el café turco ha de quedar más molido que lo habitual). Calentar cuatro tazas de agua y disolver la miel, luego verter el café molido y dejarlo hervir.

2. Junto con un poco de café, también habremos molido el cardamomo y el cannabis por separado. Apartarlo del fuego, verter la mezcla con cannabis y dejarlo reposar un par de minutos antes de servir. Cuidado al apurar la taza: ¡los posos no se beben!

1. Poner en un recipiente la leche, la mitad del azúcar, los huevos y el pan o las galletas bien desmenuzadas. Batirlo bien.

2. En una cazuelita disolver la otra mitad del azúcar con agua hasta que se forme un caramelo, momento en el que espolvorearemos el cannabis.

3. Seguidamente, en un molde rectangular vertemos el caramelo líquido resultante y después la mezcla que habíamos batido.

4. Con el horno a 160 °C, preparar un recipiente con agua de manera que el molde del pudding quepa dentro y que el agua le llegue a la mitad de su altura (es decir, al baño María).

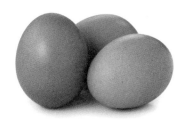

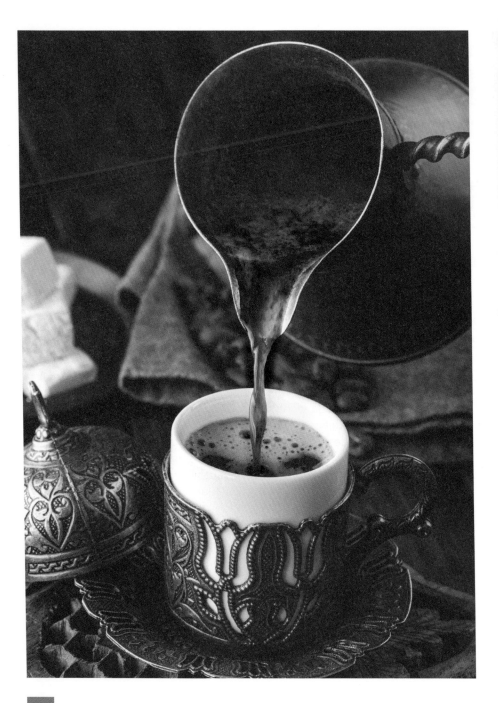

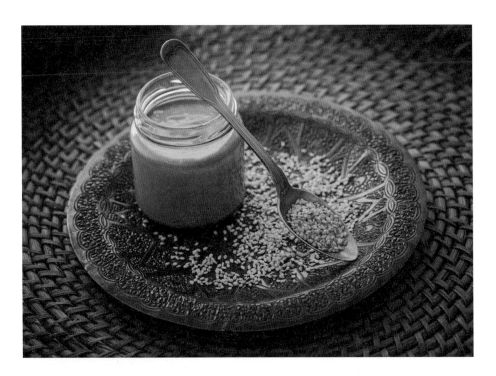

TAHINI DE SEMILLA DE CÁÑAMO
(semillas molidas de cáñamo)

Íngredientes:

• 3 cucharadas de semillas de cáñamo tostadas

• 1 cucharada de semillas de sésamo tostadas

• 2 cucharadas de aceite de sésamo

1. Se muelen primero las semillas, por ejemplo en un molinillo de café. Luego se mezcla el polvo con el aceite.

El tahini de sésamo habitual es un alimento muy nutritivo y rico en calcio (lo contiene más que la leche).

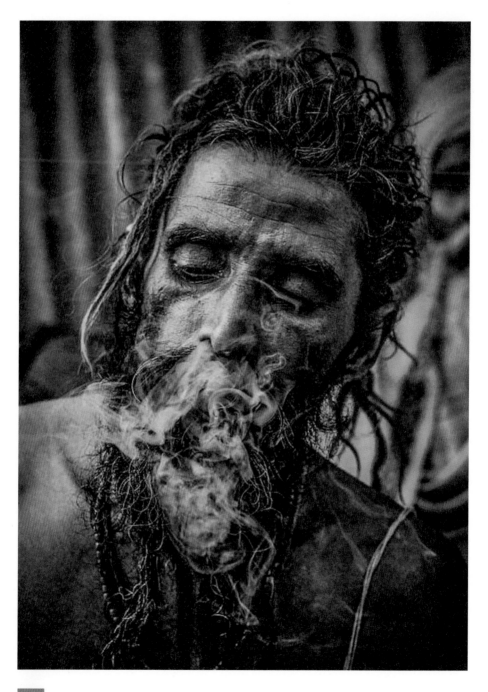

Cannabis y vida interior

Inspiraciones con una planta espiritual

El cáñamo y la conciencia humana

En su libro «*El manjar de los dioses*», Terence McKenna atribuye a plantas psicotrópicas como el cannabis, muchas de las cualidades que los defensores espirituales más convencionales atribuyen a Dios.

McKenna cultivaba plantas chamánicas y, como Robert Gordon Wasson o Aldous Huxley, fue un activista defensor de la experiencia psicodélica, considerando las plantas psicoactivas (alucinógenas o enteógenas) como un medio para una fabulosa transferencia de información del reino vegetal a la especie humana:

«Todas las funciones mentales que relacionamos con el hombre, incluyendo el recuerdo, la imaginación proyectiva, el lenguaje, el lenguaje mágico, el dar nombre a las cosas, la danza, y el sentido de *religio*, pueden haber surgido debido a la interacción con las plantas alucinógenas.»

Normalmente, los especialistas incluyen al cáñamo entre los primeros cultivos agrícolas, pero el escritor científico indica que su empleo para alterar la conciencia puede ser todavía más antiguo. En observaciones sobre el pueblo pigmeo, el divulgador científico Carl Sagan afirma: «*sería curioso e interesante que, en la historia del hombre, el cultivo de la marihuana condujera a la invención de la agricultura, y de ahí a la civilización*», anota Sagan.

Nuestros antepasados pueden haber considerado las plantas como mediadoras entre el cielo y la tierra y, por tanto, una clave idónea de los misterios divinos. Además, debido a la multitud de usos prácticos del cáñamo, pueden haberlo considerado primero.

Tradiciones religiosas

La prueba específica más antigua del consumo de cáñamo con fines espirituales aparece en el *Athharva Veda*, un texto religioso de la India de hace unos 3.500 años y que contiene información mucho más antigua. Allí se menciona a la hierba sagrada *bhang*, mediante la cual uno se comunica con Shiva, la deidad de la iluminación espiritual en la trinidad hindú.

El uso del cannabis se propagó de la India a Persia y Asiria. Se sabe que en el año 900 a.C. los asirios usaban el cáñamo como incienso, en una época en que las plantas ceremoniales no se quemaban solo por su fragancia... Mircea Eliade, un autor clásico especializado en religiones, observa que «en el antiguo Irán se conocía el éx-

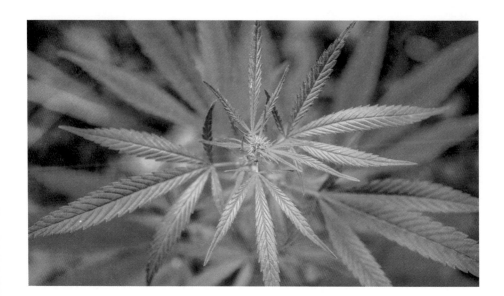

tasis chamánico inducido por el humo del cáñamo.

Algunos autores han relacionado el cannabis como uno de los elementos de la santa cena del cristianismo, mientras que otros, como John Allegro, sustituyen el cáñamo por hongos alucinógenos.

A lo largo de los siglos encontramos una riquísima historia de embriaguez más o menos trascendental, y una historia relacionada con lo que es revelado y los límites del conocimiento humano y de la percepción de la realidad.

Se cree que la primera evidencia del empleo del cáñamo en Europa sería una urna funeraria, aparentemente del 500 a.C., y que contenía hojas y semillas de marihuana. Se cree que la urna representa la influencia del culto escita a los muertos entre los celtas, cuya cultura dominaba en la mayor parte de Europa en aquella época. Si bien el cáñamo era muy apreciado por sus propiedades medicinales, no hay pruebas de su uso corno alucinógeno en la época medieval. Sin embargo, lo más probable es que se volviera clandestino con la expansión del cristianismo.

En el siglo XIII, la Inquisición católica prohibió expresamente el consumo de cáñamo, junto con muchos otros remedios naturales. En el siglo siguiente, las prohibiciones se extendieron a Francia. El uso del cannabis, ya fuera para comunicarse con las divinidades, ya para curar, o sencillamente para festejar, se consideró brujería, por lo que quienes lo consumían podían ser castigados severamente, incluso con la muerte. Entre los acusados estuvo Juana de Arco, a quien los inquisidores achacaron que empleaba varias hierbas «de brujas», incluyendo el cannabis, para escuchar voces.

En 1484, el papa Inocencio VIII expidió un decreto declarando que el cáñamo era un sacramento impío de las «masas satánicas», como parte de la embestida de la iglesia contra la cultura árabe.

En el siglo XIX

El uso del cáñamo para alterar la mente estaba tan estigmatizado que no resurgió en Europa de manera visible hasta el siglo XIX, cuando a su empleo se le dio un enfoque menos espiritual y más recreativo. En 1845, el psiquiatra francés Jacques Joseph Moreau, de Tours, divulgó los resultados de sus experimentos sobre la intoxicación con cáñamo, a partir de un hachís que había traído de Argel.

Para el público médico, el doctor describió en sobrios términos clínicos la experiencia (euforia, alucinaciones, ideas fugaces e incoherencia), y para sus amigos, como el escritor Teófilo Gautier, exclamó: «¡Pruébenlo!». Gautier lo probó y comentó la buena nueva con sus amigos, entre los cuales estaban los escritores románticos Charles Baudelaire y Alexandre Dumas.

Poco después se reunían con regularidad en el Hotel Pimodan, formando *Le Club des Haschischins* para masticar *dawamesk*, un potente dulce de hachís, en sus opíparas cenas.

Baudelaire destaca, como lo harían Timothy Leary y otros un siglo después, el impacto mental y físico de la experiencia alucinógena. Se ha dicho, de todas formas, que sus des-

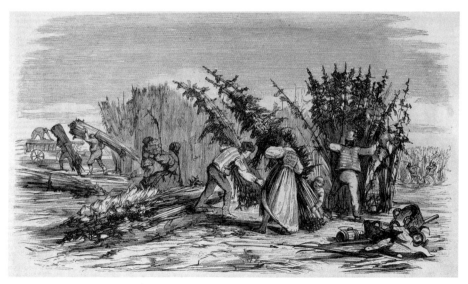

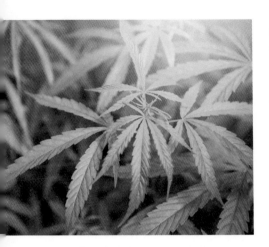

cripciones de los efectos avanzados del hachís se parecen más bien a los de una dosis alta de LSD o a los de un meditador que se funde con la conciencia cósmica.

En *Los paraísos artificiales* (1860), Baudelaire escribe que el consumidor habitual de hachís «siente que es el centro del universo. Pero pronto este frenesí de orgullo se transforma en una beatitud tranquila, silenciosa, sosegada; la universalidad del hombre se anuncia vívidamente, como iluminada por una aurora acalorada».

Músicos de jazz y beatniks

En Norteamérica, la furiosa embestida de los legisladores contra la marihuana en el decenio de 1930 logró lo que en general logran las leyes contra las drogas: aumentó el mercado. La marihuana se hizo popular entre los músicos de jazz, cuyo arte, como el cannabis, era un escape espiritual de lo terreno. Conforme los jazzistas se trasladaban de Nueva Orleans a las ciudades del norte, se llevaban el cannabis con ellos.

Mientras el uso de la marihuana se deslizaba furtivamente entre el público en general a través de la cultura popular y de la influencia de los músicos y artistas que consumían marihuana, también penetraba a través de un medio más formal.

Algo dentro de los jóvenes clamaba por un destino cultural más auténtico y de esencia espiritual, no material. Este anhelo se expresaría en forma de cultura juvenil masiva en la década de 1950. Los beats idealizaron los nebulosos mundos bohemios del siglo anterior, y también las exóticas culturas urbanas de los músicos de jazz y de otros artistas, que parecían ofrecer atractivas alternativas a sus vidas, que sus padres habían planeado para ellos.

En el decenio de 1960, todas las dinámicas que llevaban al cannabis, surgidas en los decenios anteriores (la represión legal, la enajenación de los valores sociales prevalecientes, el atractivo de las alternativas espirituales) se unieron a fuerzas sociales nuevas e igualmente pujantes, para difundir el uso de la cannabis entre casi toda una generación. A pesar de la vigilancia y supervisión de los gobiernos, de las instituciones religiosas y de las empresas amenazadas, el empleo del cannabis con fines trascendentes perdurará como una característica que conlleva a la existencia humana.

El cáñamo y la cultura espiritual

En el viejo mundo, los restos de la antigua tradición espiritual basada en el cáñamo sobreviven junto a formas de consumo más contemporáneas. Por ejemplo, en algunas partes de Europa Oriental, la costumbre, de probable origen escita, consistente en arrojar un puñado de semillas de cáñamo al fuego como ofrenda a los muertos, se remonta a miles de años.

En Polonia y en Lituania todavía se acostumbra preparar en Nochebuena, para los muertos, cuando se cree que visitan a sus familias, una sopa de semillas de cáñamo llamada *semientaka*. Un impresionante número de culturas ha establecido una conexión entre el cannabis y el culto a los muertos, probablemente por a la aparente facultad del cáñamo de trascender los límites espaciales y temporales.

El cáñamo, que ha formado parte de casi todas las tradiciones espirituales que han sido importantes en algún momento de la historia, sigue teniendo un papel destacado en muchas de las tradiciones de hoy. William Ernboden afirma que las tradiciones de las religiones occidentales enfatizan «el pecado, el arrepentimiento y la mortificación de la carne». En contraste, en los cultos de religiones no occidentales, más antiguos, aparece intacta la costumbre de emplear el cannabis como euforizante, como «guía celestial que facilitaba al participante un gozoso sendero hacia lo Último».

Hinduismo: Durja-Puja

En el último día del festival de Durja-Puja se arrojan los ídolos al agua y los celebrantes visitan a sus amigos y parientes. Los anfitriones ofrecen a sus huéspedes una taza de bebida de bhang y un plato con dulces de mayún.

En los rituales sexuales tántricos de la Edad Media, el bhang llegó a relacionarse con Kali, aspecto femenino de Shiva. Según Campbell, los adoradores de Visnú (que, como Shiva, forma parte de la trinidad hindú y es protagonista del mito védico sobre el origen del cáñamo) se hacen ofrendas de bhang.

Los sijs, secta hindú que se remonta al año 1500 y que se opone al sistema de castas y a la idolatría mágica, también consumen bhang durante la fiesta de Dasehera, en la que se honra al fundador de la religión.

Muchos de los líderes espirituales de la India, sobre todo aquellos que tienen seguidores en Occidente, han desaprobado el uso de la cannabis que, no obstante, sigue usándose

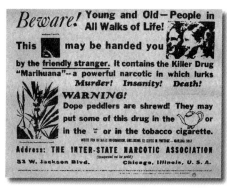

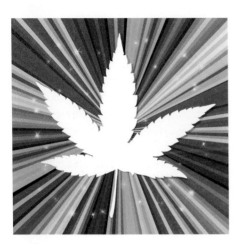

entre muchos hindúes de hoy en tres formas: la bebida preparada con hojas secas; las puntas pegajosas y potentes de las flores, llamadas ganga, y las resinas que se recogen y que se llaman charas o hachís.

Los **sadhus**, que carecen de casa porque así lo han decidido, viven en el bosque o en cuevas, o caminan sin descanso, y subsisten de limosnas.

El cabello les cuelga en mechas largas y enmarañadas, tienen la piel cubierta de polvo o de cenizas, y solo se cubren con harapos, o bien andan desnudos. Los sadhus practican la austeridad física, incluyendo el celibato y prolongados ayunos. Se dice que el bhang los ayuda a centrar sus pensamientos en lo divino y a soportar las adversidades. La hierba sagrada también ha ayudado a que la población en general sobreviva en los periodos de hambruna.

No todas las sectas defienden el uso del bhang, ni de otras sustancias que alteren la mente, pero ninguna condena el uso de la cannabis en tanto no se consuma por frivolidad, sin propósitos religiosos.

Tradiciones africanas y los rastafaris

El cannabis, conocida sobre todo como dagga, es un sacramento y una medicina empleada por los pigmeos, los zulúes y los hotentotes. Antiguamente, se conocía a Etiopía, país que todavía es famoso por su potente hachís, como la «tierra del incienso».

La formación de la cristiandad etíope, en la cual es común el empleo del cannabis, es anterior a la de la propia iglesia católica romana, y se cree que su uso religioso en Etiopía es todavía más antiguo. La iglesia copta sionista etíope conserva una práctica eucarística del cannabis que la tradición oral remonta a antes de Cristo. Cuando los naturales de esta región fueron llevados a Jamaica corno esclavos, se llevaron con ellos el concepto de espiritualidad de la cannabis, y es probable que sembraran las semillas que adoptó el moderno movimiento rastafari.

Fundado en el decenio de 1930, el movimiento jamaicano rastafari es el caso más evidente de cannabis empleado con fines sagrados. El rastafarismo, vitalmente espiritual, es más que una religión; para quienes lo practican también es una filosofía social, cultural y política; fumar ganja es esencial en este movimiento. Los rastas, o practicantes del rastafarismo, afirman que la ganja es la «salud de la nación» y la «yerba de la sabiduría», y justifican su punto de vista con la Biblia occidental, igual que los coptos egipcios y los etíopes. Creen que fumar cannabis en un ritual les limpia la mente y el cuerpo, los prepara para la meditación y la oración, para recibir la sabiduría, para razonar y para la armonía comunitaria con los demás, lo que constituye un valor esencial para los rastas.

El rastafarismo, que celebra la herencia africana de los jamaicanos, tiene sus raíces en la fascinación con Etiopía como un centro de cultura religiosa con influencia de cannabis, representada por la tradición copta etíope.

Las enseñanzas de Marcus Garvey, que señaló a Etiopía como símbolo de libertad, soberanía y espiritualidad africana, preparó el terreno para el rastafarismo. Los rastas creen que el difunto emperador Haile Selassie era la encarnación de Dios, con lo que se cumplía la profecía de Garvey de que con la coronación de un rey negro en África se identificaría al Redentor.

Ocultismo y Hermetismo

Debido a la enérgica vigilancia y represión de la Iglesia, que desautorizaba el empleo del cáñamo, las menciones explícitas de la cannabis en Europa son escasas en el siglo XIX. Sin embargo, es probable que los primeros ocultistas y alquimistas conocieran

y aprovecharan los atributos espirituales de la cannabis, como muchos de sus descendientes espirituales.

En *Oro verde, el árbol de la vida*, los autores sugieren que tanto los primeros rosacruces como los masones estaban al tanto de los poderes de la cannabis, gracias a sus contactos con las fuentes árabes. Los textos medievales esotéricos y alquímicos contienen abundantes referencias al sufismo y al zoroastrismo, dos tradiciones ligadas íntimamente a las plantas psicoactivas, entre ellas el cannabis.

El místico ruso George Gurdjieff (1877-1949), que adquirió gran parte de sus conocimientos sobre esoterismo trascendental de los sufíes y de otras fuentes de los derviches, escribió abiertamente sobre el hachís en su libro «*Encuentros con hombres notables*», y se dice que lo utilizó con algunos estudiantes para iniciarlos en la experiencia del despertar de la conciencia.

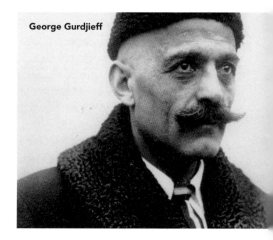

George Gurdjieff

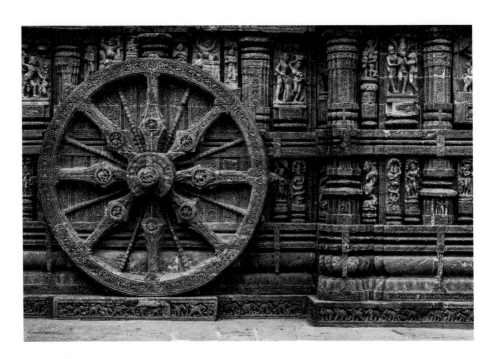

Cannabis y sexualidad mística

Con el paso de los siglos, el uso del cannabis se ha relacionado con la sexualidad, tanto para el mero goce sensual, como con el sentido místico y tántrico de unión física santificada. En algunos ámbitos se ha pregonado la capacidad del cannabis para estimular y exhaltar la experiencia sexual, y se ha ridiculizado en otros: algunos creen que el cannabis es un afrodisíaco y otros que reduce el interés en el sexo o que provoca sueño.

Según el médico Andrew Weil, «La variedad de las experiencias de la gente que fuma marihuana es asombrosa, porque la actividad de esta planta es insignificante comparada con otras sustancias, y no es fuerte como sedante ni como estimulante». Weil cree que el cannabis no es un afrodisíaco, conclusión a la que han llegado prácticamente todos los investigadores.

Con todo, el cannabis puede elevar a proporciones divinas la experiencia sexual; los amantes aficionados al cannabis descubren que la hierba aumenta sus sensaciones sexuales, retrasa la eyaculación y exalta el sentido de dos unidos en uno solo. Por eso no debe asombrarnos la unión de cannabis y Tantra.

Para los practicantes del Tantra, movimiento panindio del siglo II que influyó en el hinduismo y en el budismo, la sexualidad era un recurso para ascender al estado superconsciente.

Mircea Eliade explica que los filósofos originales del Tantra sentían que el espíritu estaba tan «espesamente velado por la carne», en lo que para ellos eran los tiempos modernos, que el buscador «debía regresar a las fuentes y, con ese fin, empezar por las experiencias fundamentales y específicas de su malograda condición, en otras palabras, por las fuentes mismas de su vida».

Pero no bastaba con cualquier tipo de sexo. La relación tántrica debe ser contemplativa y estar enfocada a la experiencia de ser uno, no al orgasmo. El cannabis sería, para los primeros tántricos, un auxiliar casi indispensable para estos propósitos.

Se ha descrito un preludio del yoga tántrico con cannabis que comenzaba noventa minutos antes del coito. Los devotos, con un cuenco de bhang ante ellos, cantaban un mantra para invocar la imagen de la diosa Kali, a quien se consagra el sexo, e imploraban el poder oculto o siddhi. Después de varios mantras más, los buscadores bebían la mezcla y efectuaban el ritual del acto amoroso.

Se sabe que también de los sufíes y los cristianos gnósticos, contra sus tradiciones ascéticas, surgieron sectas que practicaban la sexualidad espiritualizada, y es probable que hayan tenido influencia de las ideas tántricas. Según la artista y escritora feminista Barbara Walker, «la abuela gnóstica Sofía es para Cristo lo que Kali para el Shiva hindú: el aspecto femenino de una divinidad andrógina. Las dos religiones tienen ideas parecidas de iluminación». Según Walker, la *apolytrosis gnóstica*, o liberación, corresponde a la *moksha* hindú.

El cannabis y la adoración a la Gran Madre

Según una perspectiva de la espiritualidad mística, la actual historia religiosa, con el fenómeno de la cristiandad y el judaísmo modernos, se aleja de la armonía con la naturaleza, de la iluminación personal, y de los medios para alcanzarlas.

Lo que se pierde con esto es la apreciación de los poderes de lo femenino, representados en las religiones antiguas corno el *Principio de la Diosa Madre*. Y no es por coincidencia que cuando las religiones empiezan a oprimir a la mujer, en el cielo o en la tierra, también empiezan a prohibir el uso de las plantas psicotrópicas con fines religiosos.

Los antiguos celebraban lo femenino. Reconocían la imagen de la madre en la tierra que da la vida. La tierra también da a luz una clase especial de plantas que nutren al espíritu tanto como al cuerpo, y abre las puertas a los grandes misterios de la creación. Antiguamente éstos también se relacionaban con lo femenino, o por lo menos con la androginia. Se ve con más claridad en el hinduismo, en donde el cannabis se identifica con Shiva y con su consorte femenina, a quienes con frecuencia se describe en unión

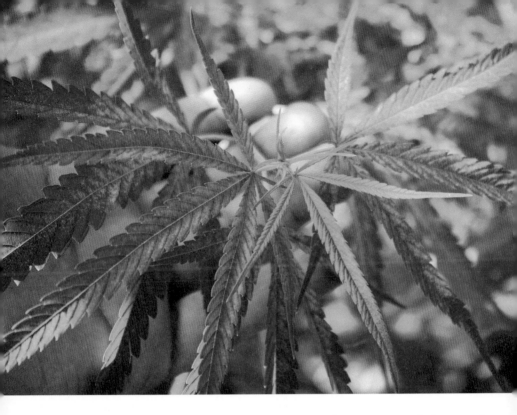

sexual. En otras ocasiones se muestra a Shiva como andrógino, con cuerpo de varón, pechos, y rasgos faciales femeninos.

En la Edad Media, la iglesia católica romana organizada prohibió la adoración de la diosa y los rituales psicotrópicos, por ejemplo la quema de incienso; entonces los gnósticos pasaron a la clandestinidad. Dice McKenna:

«Nuestra actual crisis mundial es más profunda que cualquier otra de las anteriores crisis históricas, y de aquí que nuestra solución también deba ser drástica. El cannabis bien puede ser un modelo de organización de la vida en el siglo XXI, así como parece que la computadora es el modelo mental y social dominante de fines del siglo XX, y la máquina de vapor fue la imagen que guió al siglo XIX.

Esto significa regresar al tiempo de los modelos que tuvieron éxito hace 15.000 o 20.000 años. Cuando se hace esto, se puede ver a la planta como alimento, cobijo, ropa y fuentes de educación y religión».

McKenna llama a su visión la **renovación arcaica**: «Regresar al seno de la sociedad planetaria significa cambiar el punto de vista del ego creado por la historia, por un estilo más maternal e intuitivo».

Una mirada secular

Además de promover la espiritualidad mística, el cannabis ha desempeñado un papel destacado, sobre todo en la historia reciente, en la elevación de la conciencia en un sentido más mundano. Su cualidad misma, que otorga la capacidad de verlo todo de una forma nueva, y que puede producir una hilaridad que incapacita, también abre los ojos y la mente de algunos de sus consumidores a posibilidades nuevas y más serias cultural, política, estética e intelectualmente.

De pronto, todo lo que antes se suponía está disponible, y la yuxtaposición fortuita y los absurdos del mundo pasan a ser la materia del juego de la mente completamente libre.

Las conclusiones que se alcanzan, o las canciones que se componen, o las poesías que se escriben bajo la influencia del cannabis, no siempre ven la luz del siguiente día, pero cuando sobreviven, pueden ser profundas.

Esto no quiere decir que con la marihuana o el hachís la expansión de la conciencia sea automática o infalible. El cannabis, como otros alucinógenos más potentes, tiende a exagerar las cualidades que ya posee el usuario; tiene la facultad de concederle su deseo a quienes se sienten atrapados en una rutina de convenciones insulsas y desean liberarse de ellas.

A aquellos cuyas mentes ya abrieron un espacio, este espacio se amplía bajo la influencia del cannabis. En las circunstancias históricas en las que el cannabis ha marcado una gran diferencia social, puede que se haya plantado en terreno ya fértil.

Una breve revisión de la historia espiritual del cannabis muestra esta relación recíproca entre la planta y el cambio personal y social. Así, quienes han proclamado en voz más alta la facultad que tiene el cannabis de

alterar la conciencia, han pertenecido a pequeños grupos selectos o han sido extraños a la cultura (chamanes, sacerdotes, religiosos, escritores, músicos y artistas en general). Estas personas desde un principio ven las cosas de una manera diferente que las masas, o por lo menos desean verlas así. El cannabis tan solo apresura un proceso que ya está germinando.

El ejemplo más profundo de la capacidad de la marihuana para elevar la conciencia social de las masas se presentó en EE.UU. con la guerra de Vietnam. La difusión del uso de la marihuana a casi toda una generación de jóvenes de clase media que alcanzaron su mayoría de edad en el decenio de 1960 es inseparable de los impresionantes cambios de los valores sociales, políticos, espirituales y culturales que marcan a esa época.

El cannabis no raptó a los jóvenes y tampoco raptó sus conciencias colectivas: la generación ya estaba lista para la marihuana. Fue casi como si los dioses hubieran bajado en la forma de la planta femenina del cannabis.

De las cúpulas geodésicas a las actuales formas de comunicación

Hoy sabemos de la influencia de los psicodélicos naturales, como el cannabis, como lo que sensibilizó a muchos ambientalistas y ecologistas en ciernes acerca de la frágil interdependencia y la grandeza irreemplazable de la naturaleza. Hace casi

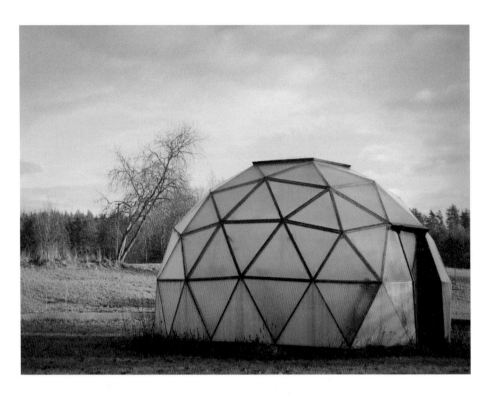

cinco décadas de las experiencias de intelectuales que fumaban cannabis, y el estímulo de las asociaciones de pensamiento fluido y relativista, para descubrir las maravillas de algunos filósofos de sistemas y de teóricos iniciadores de géneros.

El movimiento por la paz extendió los agradecimientos a una planta que promovió el comportamiento pacífico, comunitario y sensible. El movimiento en pro de enfoques progresistas y más centrados en la comunidad, es en buena medida producto de la generación del *baby boom* que usaba cannabis.

Muchas de las tendencias de aquellas clases medias del decenio de 1960 han madurado, junto con quienes las establecieron, hasta conformar características permanentes del paisaje cultural, tecnológico y social. De los cultivos biológicos a las nuevas formas de alojamiento; de un misticismo y espiritualidad práctica al desarrollo de tecnologías que conserven los recursos; a la expansión de alternativas educativas progresistas; al crecimiento de organizaciones no lucrativas vitales, con raíces en las luchas de los decenios de 1960 y 1970 por el ambientalismo, la paz y la justicia social... Hay una deuda con la contracultura que fumaba cannabis de hace casi 50 años.

Apéndices

Legalización del cannabis en América Latina

Desde 2017, Latinoamérica se está poniendo en vanguardia en la legalización de la marihuana, principalmente para uso medicinal, liderada por **Uruguay**, el único país con un sistema integral de regulación del cannabis. Esa nación puso en marcha en julio del 2017 la venta de marihuana de uso recreativo en farmacias, a un precio de unos 6 dólares el paquete, con lo que completó la regulación de la ley aprobada en diciembre de 2013 bajo el gobierno de José Mujica (2010- 2015). Con esta iniciativa, Uruguay se convirtió en el primer país del mundo en controlar la marihuana desde su siembra hasta su venta al público, con tres vías de acceso a la sustancia excluyentes entre sí: cultivo doméstico, clubes de cultivadores y compra en farmacias.

Hasta entonces, Latinoamérica era una de las zonas del mundo que más sufrió la guerra antidrogas.

Según datos oficiales, al 10 de diciembre pasado había 17.536 inscritos como compradores, 7700 autocultivadores y 71 clubes cannabicos. A esto se sumó en octubre la habilitación gubernamental de la venta también en farmacias de productos elaborados a base de cannabis para uso medicinal. Un camino, como era de esperarse, no

exento de trabas y controversias, desde las pocas farmacias que se unieron al plan (12 en solo 8 de los 19 departamentos del país) y que a mediados de agosto entre el 50% y el 70% de los uruguayos se mostraban contrarios a esta normativa.

Modelo para otros países

Esas reformas las han seguido otros países como **Paraguay**, el mayor productor ilegal de marihuana de Sudamérica, donde en 2017 el Senado aprobó una ley para reglamentar la producción y uso del cannabis y sus derivados para la investigación médica y científica. Tres semanas antes, **Perú** había promulgado una normativa que regula el uso medicinal y terapéutico de la marihuana y sus derivados, como el aceite de cannabis, para aliviar los síntomas de enfermedades como el cáncer, la epilepsia y el Parkinson.

A principios de 2017 se registró por primera vez en **Brasil** un medicamento a base de cannabis que sirve para tratar la «rigidez excesiva de los músculos en pacientes con esclerosis múltiple».

■ **En Colombia.** De igual forma, en abril del mismo año el Gobierno colombiano reglamentó el uso médico y científico de la marihuana a través de un decreto que permite emplear la semilla de la planta de cannabis para procesos científicos. Es el Decreto 613 con el que el Gobierno Nacional dio los primeros pasos en materia de reglamentación de la Ley 1787 de 2016, mediante la cual se creó un marco regulatorio que permite el acceso seguro e informado al uso médico y científico del cannabis y sus derivados en el territorio nacional.

El objetivo de la norma, se explicó, no es la legalización de la marihuana o uso recreativo, sino reglamentar su uso médico y científico, que permita el tratamiento de pacientes con enfermedades graves o terminales.

Existe una amplia polémica sobre las formas de actuación ante el cannabis, debido a la fuerte presencia de tráfico ilegal en la zona.

■ **Chile.** Según una encuesta de 2017, Chile, la nación latinoamericana que consume más marihuana, se convirtió en mayo en el primer país de la región en vender en farmacias medicamentos a base de cannabinoides. El país austral cuenta con una ley que ampara el cultivo de la planta para «su uso personal exclusivo y próximo en el tiempo» y desde diciembre de 2015 dispone de una legislación que autoriza la elaboración y venta de medicamentos derivados de la marihuana, aunque su costo es muy alto.

■ En **México,** a mediados de 2017 se publicó el decreto que legalizó la marihuana para uso terapéutico en todo el país, aunque todavía está pendiente su reglamentación.

Sobre el tema regulatorio, «las decisiones políticas deben estar fundamentadas en evidencia científica consistente, en aras de identificar cuáles derivados canábicos son útiles, en qué dosis y modos de administración, y para cuáles problemas específicamente», afirmó Luis Alfonzo, asesor regional sobre Uso de Sustancias Psicoactivas de la Organización Panamericana de la Salud (OPS).

■ **Puerto Rico.** Pensando en ello, el gobernador de Puerto Rico firmó en julio la ley que regula el uso medicinal del cannabis, algo que consideró que atiende un asunto de salud pública "mientras que mantiene todas las salvaguardas para proteger a la ciudadanía en general".

■ **Argentina** reglamentó en septiembre de 2017 la ley que permite el uso medicinal de la marihuana, una medida que garantiza a ciertos pacientes el acceso al aceite de cannabis.

■ En **Panamá** se presentó, también en 2017, una iniciativa legislativa para legalizar el consumo de marihuana líquida con fines medicinales, tras lo que el Gobierno pidió en noviembre no confundirlo con el consumo recreativo.

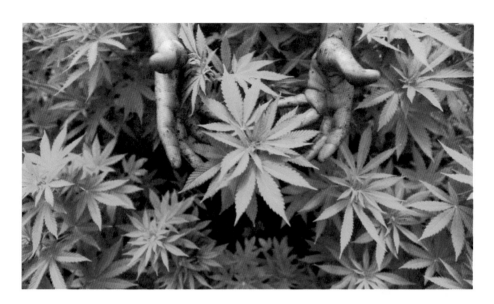

Ola legalizadora

Lo cierto es que la legalización de la marihuana, sea para uso recreativo o medicinal, para beneficiar al usuario final o a los intereses comerciales, llegará a toda la región. México, Chile, Uruguay, Colombia, Brasil y, significativamente, Estados Unidos, han realizado cambios particulares en la despenalización y los usos recreativos y medicinales. «Las reformas no plantean una solución única. Cada contexto, cada país, tiene determinadas expresiones relacionadas con las drogas y las políticas deben responder a las particularidades propias», según la investigadora mexicana Lisa Sánchez, coautora del informe sobre Regulación del cannabis presentado por la ONU.

Se reconoce finalmente la existencia de la realidad industrial relacionada con el cannabis, y «existe un debate sobre la obsolescencia de las políticas reguladoras actuales. Los cambios dependerán de la cultura política de cada país. Que una nación avance en la legalización ayudará a dos cosas: La ruptura del tabú político que pesa sobre el cannabis y el funcionamiento de un nuevo régimen que aviva la discusión sobre la efectividad de políticas alternativas».

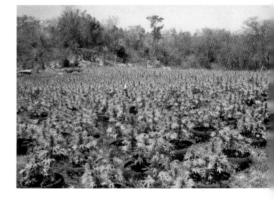

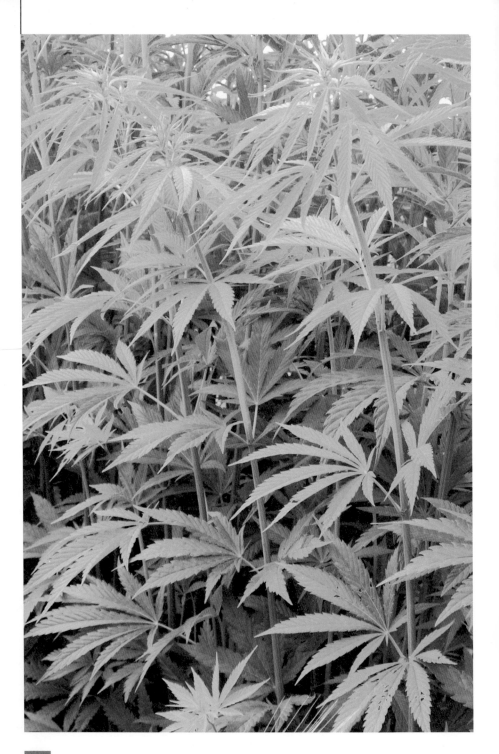

La situación legal en España

La industria española del cannabis siempre se ha movido en ese complejo espacio entre lo que es y no es legal. Se trata de una regulación prohibicionista, antigua y alejada de la realidad, formalmente a años luz de los estados democráticos que han regulado el uso medicinal o recreativo. La importancia de abordar una legislación actual acorde con la realidad es evidente: España, junto con la republica Checa, lidera el consumo en Europa y es además uno de los mercados legales más florecientes.

En los últimos años está aumentando la oferta de extracciones y cogollos de cannabis con menos de 0,2% de THC. España alberga más de 1.400 asociaciones cannábicas, según el Plan Nacional Sobre Drogas, y se ha puesto en marcha una gigantesca industria basada en productos para el cultivo de marihuana.

Recientemente hemos visto cómo las extracciones y las flores de cannabis, con altos contenidos de cannabidiol (CBD) pero con porcentajes de tetrahidrocannabinol (THC o delta-9-tetrahidrocannabinol) por debajo de este 0,2%, han invadido tiendas especializadas y online. Y empiezan a funcionar las primeras actividades médicas y clínicas con el cannabis.

España es además una de reservas agrícolas de cultivo ecológico (orgánico) más importantes. Y se considera que también del cannabis, tanto del legal como del ilegal.

El debate de la regulación del cannabis en España se estanca en el Parlamento

Por eso no deja de sorprender el olvido de los legisladores españoles. El partido político Podemos quiere retomar la regulación integral del cannabis, que actualmente tiene dos iniciativas parlamentarias en el Congreso de los Diputados (Parlamento Español) totalmente paradas.

Como hemos visto, Uruguay, Canadá, muchos estados de EE UU y otros países como Alemania, Portugal o Israel ya han legalizado el consumo de marihuana en distintos grados. Pero mientras el mundo avanza en la regulación del cannabis en diferentes formas, En España no se hace nada. Aquí, en uno de los países europeos que más consumen, el debate agoniza a la espera de su turno en una subcomisión del Congreso que no existe.

Podemos se ha propuesto poner el asunto sobre la mesa. En 2018 ya se pudo ver la hoja de la marihuana durante unas jornadas en las que se habló, entre otras cosas, de legalización, industria, consumo, cannabis terapéutico, narcotráfico, desarrollo rural y lucha contra la desertificación.

«De lo que estamos discutiendo no es si esto hay que regularlo o no, sino quién va a ser el siguiente país en hacerlo», afirmó durante su intervención el secretario general, Pablo Iglesias. «Creo que España como país tiene que ser el primero (en Europa) en hacerlo, tenemos que convertirnos en referencia y aprovechar una oportunidad que puede dar grandes beneficios». Habla Iglesias de la regulación integral, no solo con fines terapéuticos.

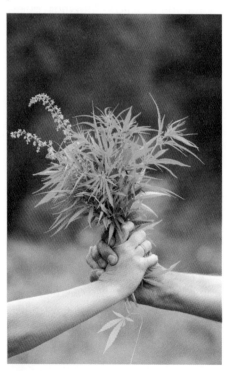

La información existe

Los legisladores conocen ya la normativa de referencia para valorar la situación legal del CBD, que remite a las convenciones de la ONU de 1961, 1971 y 1988: «Por cannabis entiende las sumidades, floridas o con fruto, de la planta de cannabis». Posteriormente se añade como sustancias fiscalizables a la lista I de la Convención en el Protocolo de Nueva York de 1975: *Cannabis y su resina y los extractos y tinturas de cannabis.*

En consecuencia, vemos cómo se parte de una definición puramente biológica de la planta y con posterioridad se añaden las posibles extracciones de la misma. *A priori* no existe una separación de ningún cannabinoide, ni ninguna exclusión expresa de ninguno de ellos.

Ahora bien, si acudimos al Convenio sobre Sustancias Psicotrópicas de Viena de 1971, vemos como sí se específica la fiscalización expresa del THC: LISTA: *Tetrahidrocannabinoles (todos los isómeros).* LISTA II: *Dronabinol (delta-9- tetrahidrocannabinol y sus variantes estereoquímicas).*

Es decir, por una parte, se prohíbe la venta de cannabis en todas sus formas y, posteriormente, se especifica que la sustancia proveniente del cannabis que está albergada en la célebre 'Lista I' es sólo el THC.

En otras palabras, cualquier producto del cannabis que esté por debajo del 0,2% por de THC debería ser legalizado. La comercialización de productos con una concentración única de CBD es difícil, porque la exclusión total de las trazas de THC es complicada. Hay que tener en cuenta que la Agencia Española del Medicamento y Productos Sanitarios establece que las plantas de cannabis con concentraciones por debajo del 0,2% de THC no se consideran estupefacientes.

Pero la realidad es que a menudo se obtienen formas de comercialización legal de THC a través de permisos en otros países donde la normativa está más definida.

Protección para las iniciativas empresariales

¿Estamos frente a una industria emergente y totalmente legal? Absolutamente, por mucho que la comercialización de este tipo de productos deba obtener las correspondientes licencias o permisos para distribución, bien como medicamento, bien como producto cosmético, de colección o como complemento alimenticio.

Pero su no inclusión expresa (que sí se realiza en relación al THC) lo excluye del ámbito de fiscalización, y en consecuencia evitaría cualquier consecuencia penal sobre la distribución de productos con un contenido único de CBD.

Todavía los trámites para la obtención de permisos no están claros, debe hacerse producto por producto y casi siempre se obtienen formas de comercialización legal a través de

permisos en otros países (en donde la normativa está más definida).

La normativa internacional dice que sólo se perseguirán los cultivos destinados a producir estupefacientes. Según el Convenio de Viena de 1988, en su artículo 3.1.a.ii: «El cultivo de la adormidera, el arbusto de coca o la planta de cannabis con objeto de producir estupefacientes según la Convención de 1961».

¿Cuál es la forma de demostrar que un cultivo de cannabis no tiene intención de producir estupefacientes? La respuesta aparece en la normativa europea que prevé el cultivo de cáñamo con fines industriales, fijando un máximo de concentración de THC para la obtención de subvenciones agrícolas en el 0,2% (artículo 52 del reglamento 1782/2003).

La situación legal que vive el cannabis en España obliga a que estos productos provengan del cultivo de semillas certificadas y de una comprobación constante de que no producen más de este 0,2% de THC. Pero al mantener la penalización, se necesitan más trámites: licencia en los términos de la Ley 17/1967 y también la comunicación a las autoridades pertinentes para cumplir con los trámites del Real Decreto 1729/1999.

Trucos innecesarios después de la legalización

Uno de los problemas es que todos los productos (y son muchos) que podemos encontrar a través de internet vienen etiquetados como «producto para fines decorativos» o «para coleccionismo», y en la descripción de la web, en algunos casos, hay un texto referido a sus efectos y formas posibles de consumo.

En Suiza venden cannabis con menos de un 1% de THC como si fuera tabaco, con los impuestos e implicaciones que derivan de que se trate así. Aquí, sin embargo, se está vendiendo como un producto para decorar nuestra estantería… cuando en realidad hay una intención, evidente o silenciada, de usarse para su consumo a través de combustión, ingestión o vaporización.

El problema de esta situación es que los productos en cuestión no pasan los controles adecuados para ser consumidos de estas maneras y ponen en riesgo nuestra salud. Lo lógico es que se implemente una legislación al respecto, que se concreten las formas en las que debe llevarse a cabo y, por supuesto, se ofrezcan unas garantías sobre ese producto destinado al consumo.

Y la controversia derivada de la venta de estos productos no tiene que ver sólo con la salud del usuario, sino con la propia industria cannábica. Estos productores, en lugar de luchar por una regulación concreta al respecto, se mueven en terrenos pantanosos y tensan la cuerda en búsqueda de beneficios económicos.

Continuaremos liderando el consumo y producción de cannabis en Europa, mientras muchos países están sentando las bases de una industria que llega para quedarse y generar millones de empleos y euros legales

La diversidad de opiniones sobre la regulación del cannabis seguirá creando división y falta de acuerdo entre aquellos agentes importantes de la industria y el activismo; y nos mantendremos en una situación inmovilista, que no permite propiciar un verdadero cambio en política de cannabis.

Eso sí, el dinero seguirá corriendo, y continuaremos liderando el consumo y producción de cannabis en Europa, mientras muchos países están sentando las bases de una industria que llega para quedarse y generar millones de empleos y euros… legales.

Dos propuestas, dos negativas

Si nos atenemos a la situación del debate en España, todavía queda mucho por hacer. Hay dos propuestas en el Parlamento, una del propio partido Podemos para una regulación integral, otra del partido Ciudadanos para legalizar el uso terapéutico. Ambas están en el congelador. La de Ciudadanos espera su turno para ser abordada. La de Podemos fue vetada, según el partido morado, alegando que ya existía la de Ciudadanos.

Cuando se pregunta al resto de partidos políticos, sin embargo, ninguno se muestra abiertamente en contra de la regulación al menos de su uso medicinal. Pero, más allá de las referidas propuestas de Podemos y C's, ninguno ha hecho tampoco nada por ello.

La ley española es ambigua respecto al cannabis, aunque la última modificación que se hizo (en la Ley Mordaza) fue hacia la represión. Actualmente la posesión y consumo en la vía pública está prohibida. También, por supuesto, la compra-venta. El cultivo casero y el consumo en la casa propia está permitido siempre que se mantenga dentro de los límites, no fijados en gramos, del uso personal.

Iglesias aspira a que España siga los pasos de países como Canadá o Uruguay, aunque los modelos de estas naciones son bastante diferentes. En Canadá, un país que está entre los principales productores del mundo, la legislación prevé que serán empresas privadas las que planten y vendan el cannabis. Los entresijos de la ley difieren mucho por provincias, pero básicamente cualquier mayor de 18 ó 19 años podrá adquirir cannabis.

Aceptación social

En cuanto al consumo en España, el 9,5% de la población afirmó haberlo hecho en el último año. Por otro, crece la aceptación social de la droga, sobre todo entre los jóvenes: seis de cada diez menores de 34 años defienden una regulación controlada, según la Fundación de Ayuda contra la Drogadicción.

En paralelo, en los últimos años han proliferado por todo el estado clubes sociales de fumadores de cannabis (con carácter recreativo en su inmensa mayoría) donde los consumidores se agrupan y adquieren marihuana o hachís de manera conjunta para intentar esquivar la ley. Cada vez son más, hasta un millar por toda España, según las asociaciones que los agrupan, que abogan por un modelo centrado en el consumidor, en el que es necesario ser socio y donde prima la información y la seguridad en el consumo.

El problema que se están encontrando estos espacios es que operan en un vacío legal y están a expensas de que cualquier gobierno regional o local permita su existencia o no (no son secretos). La línea roja suele ser que tengan un número controlado de socios, un genérico «no molestar» a los vecinos ni llamar la atención y que no pueda entrar cualquiera a adquirir cannabis.

El cultivo, los impuestos y el consumidor final

En España actualmente hay hasta 20.000 hectáreas para el cultivo de marihuana aprobadas por el Ejecutivo en medio de un gran oscurantismo. Entre los últimos empresarios en ver el negocio está el magnate Juan Abelló, poseedor de una de estas licencias para la producción y venta de cannabis a través de la empresa Alcaliber. «El segundo debate es a quién va a beneficiar la regulación del cannabis. ¿Queremos que sirva para beneficiar a grandes multinacionales o es una oportunidad de crear una industria pública? Creo que es evidente las ventajas de una regulación del cannabis por parte del sector público y como sector público», afirma Pablo Iglesias.

La Universidad de Barcelona ha realizado un estudio en el que asegura que, de legalizarse el consumo, las arcas públicas ingresarían unos 3.312 millones de euros al año. Como propina, se reduciría el mercado negro de la marihuana al 15% del que hay en la actualidad, según la UB. Sin embargo, para el sector civil en torno al mundo cannábico esta aproximación es un error, según se afirma desde las asociaciones que agrupan a los clubes sociales de fumadores. «No nos parece correcto poner una sustancia al servicio del mercado sin más. Hay que aprender de los errores cometidos con otras sustancias, como el alcohol o el tabaco, para no arrepentirnos después», opina Eric Asensio, secretario general de CatFac, la federación de asociaciones cannábicas de Catalunya.

Glosario

■ **Cannabinoides** son las alrededor de más de 100 sustancias específicas de la planta de cáñamo. El cannabinoide más importante farmacológicamente hablando es el THC (delta-9-tetrahidrocannabinol), o **dronabinol**.

■ *Cannabis sativa L.* es el término genérico latino del cáñamo. Pertenece, junto con el lúpulo, al orden de las ortigas y a la familia de las cannabáceas.

■ **Cáñamo** (*Cannabis sativa L.*) es una planta normalmente anual, de color verde con sexos separados. Las variedades de cáñamo bajas en THC se cultivan, también en España, para el sector textil u otros sectores industriales. Las variedades ricas en THC se usan con fines medicinales o recreativos y de ellas se obtiene la marihuana (sumidades floridas de cannabis) y el hachís (resina de cannabis).

■ **Delta-9-tetrahidrocannabinol (THC o delta- 9-THC).** Es la sustancia activa más importante desde el punto de vista farmacológico. Es responsable de los característicos efectos psicoactivos y de la mayoría de efectos medicinales. También se le conoce con el nombre de dronabinol.

■ **Dronabinol** es uno de los nombres que se le da al THC natural existente en el cáñamo. En Alemania y Austria se puede prescribir dronabinol con una receta oficial de estupefacientes..

■ **Endocannabinoides** son sustancias producidas por el propio organismo que actúan como neurotransmisores naturales del cuerpo. Sus efectos están basados, entre otros, por la unión a los receptores cannabinoides.

■ **Hachís** (resina) es el nombre que recibe la resina extraída de las glándulas del cannabis. Es especialmente rico en THC, con concentraciones que están entre el 3% y el 30%. El hachís normalmente se vende en forma de pequeñas placas. Los productos de calidad baja pueden haber sido cortados, por ejemplo con grasa o henna.

■ **Marihuana** son las sumidades floridas y las hojas secas del cáñamo rico en THC. Se seca durante un periodo de 10 a 14 días en un lugar seco y ventilado (p. ej., colgadas del techo en manojos). Como las plantas hembra son considerablemente más ricas en THC que las macho, normalmente solo se emplean las primeras para obtener la marihuana (contenido en

THC: 1%-20%). Por otro lado, las sumidades floridas contienen más THC que las hojas.

■ **Marinol®** es un preparado sintético de dronabinol en forma de cápsulas y comercializado por la empresa Solvay Pharmaceuticals.

■ **Nabilona** es un análogo sintético del THC (dronabinol) que está permitido recetar en algunos países de la UE. 1 mg de nabilona tiene la misma eficacia que 7-8 mg de dronabinol. La nabilona puede ser importada del extranjero a través de farmacias de otros países.

■ **Receptores cannabinoides** son receptores específicos que se encuentran en muchas células del cuerpo, por ejemplo en las neuronas y en los glóbulos blancos, y a los que se acoplan los endocannabinoides o cannabinoides vegetales, pudiendo desencadenar así determinadas reacciones.

■ **Sativex** es un extracto de cannabis que en España está autorizado para el tratamiento de la esclerosis múltiple. La seguridad social asume el coste si está prescrito para esta indicación concreta. Contiene cantidades iguales de CBD y THC.

■ **THC** son las siglas de tetrahidrocannabinol. Normalmente se refiere al isómero natural (-)-trans del delta-9-THC que se encuentra en la planta, también denominado dronabinol.

Direcciones de interés

Encontraréis abundantes direcciones e información de contacto actualizada en el libro «Recetas con marihuana» de Elisabet Riera (Ed. RBA), y en:

■ Asociación Ramón Santos de Estudios sobre el Cannabis. (ARSEC).

■ Alianza por la marihuana medicinal.
www.wamm.org

■ Asociación internacional del cannabis como medicamento (IACM)
www.acmed.org

■ Sociedad Española para la Investigación sobre Cannabionoides (SEIC) Departamento de Bioquímica y Biología Molecular III. Facultad de Medicina. Universidad Complutense de Madrid. www.seic.es

■ Hoy es ya sencillo adquirir CBD a través de Internet. Por ejemplo:
www.super-smart.eu

Información general:
www.lamarihuana.com
www.cannabis.com
www.cannabiscafe.net
www.cannabis-med.org

Bibliografía

Arsec. *Manual de cultivo para el autoconsumo*. Ed. Arsec.

B. Hammond, Aaron. *Cannabis medicinal*. Ed. HMPL Publising.

Castilla, Alicia. *Cultura cannabis*. Ed. Megamultimedia.

Cervantes, Jorge. *Marihuana: horticultura del cannabis. La biblia del cultivador médico de interior y exterior*. Cáñamo editorial.

Colomer Carrillo, Clara. *Guía legal del cannabis*. Ed. Megamultimedia.

Conrad, C. *Cannabis para la salud*. Ed. Martínez Roca.

Escohotado, A. *Historia de las drogas*. Alianza Editorial.

Escohotado, A. *La cuestión del cáñamo*. Ed. Anagrama.

Ferrer, Chema. *La biblia del Cannabis*. Carena Editors.

Gimeno, Miguel. *Marihuana al natural*. Ed. Megamultimedia.

Grispoon, L y Bakalar, JB. *Marihuana: la medicina prohibida*. Ed.Paidós.

Grotenhermen, Dr. Franjo. *Cannabis como medicamento*. Ed. Cáñamo.

Iversen, Leslie. *Marihuana, conocimiento científico actual*. Ed. Ariel.

Marín Gutiérrez, Isidro. *Historia desconocida o conocida del cannabis*. Ed. Megamultimedia.

McKenna, Terence. *El manjar de los dioses*. Ed. Paidós.

Ott, Jonathan. *Pharmacoteon*. Ed. La Liebre de Marzo.

Peña, Ignacio. *Curar con marihuana*. Ed. Megamultimedia.

Riera, Elisabet. *Cómo cura el cannabis*. Ed. RBA.

Riera, Elisabet. *Recetas con marihuana*. Ed. RBA Integral.

Robinson, Rowan. *El gran libro del cannabis*. Ed. Lasser Press.

Vv.Aa. *Medicina y cannabis*. Ed. Megamultimedia.

Vv.Aa. *Cannabis, Manual de cultivo para el autoconsumo*. Ed. ARSEC.

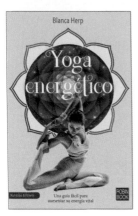

Blanca Herp

Vegano fácil

Más de 100 ideas y recetas para
cocinar de forma saludable

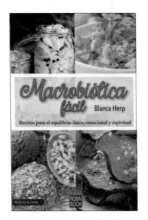

Macrobiótica fácil
Blanca Herp

Recetas para el equilibrio físico, emocional y espiritual

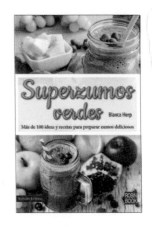

Superzumos verdes
Blanca Herp

Más de 100 ideas y recetas para preparar zumos deliciosos

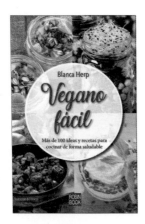

Blanca Herp

Yoga energético

Una guía fácil para
aumentar su energía vital

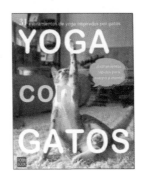

31 estiramientos de yoga inspirados por gatos

YOGA CON GATOS

estiramientos
rápidos para
cuerpo y mente

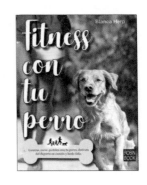

Blanca Herp

Fitness con tu perro

Camina, corre, pedalea con tu perro, disfruta
del deporte en común y hazlo fácil.

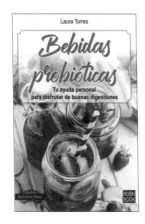

Laura Torres

Bebidas probióticas
Tu ayuda personal
para disfrutar de buenas digestiones

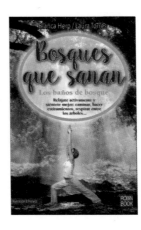

Blanca Herp / Laura Torres

Bosques que sanan
Los baños de bosque

Relájate activamente y
siéntete mejor: caminar, hacer
estiramientos, respirar entre
los árboles...

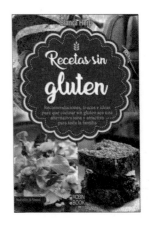

Blanca Herp

Recetas sin gluten

Recomendaciones, trucos e ideas
para que cocinar sin gluten sea una
alternativa sana y atractiva
para toda la familia